超声心动图解析

Echocardiography
A Practical Guide for Reporting and
Interpretation

第 3 版
THIRD EDITION

〔英〕Helen Rimington 〔英〕John B. Chambers 主编

费洪文 钟新波 主译

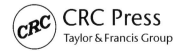

CRC Press
Taylor & Francis Group

北京科学技术出版社

著作权合同登记号　　图字：01-2018-2159

图书在版编目（CIP）数据

超声心动图解析：第3版 /（英）海伦·里明顿（Helen Rimington），（英）约翰·钱伯斯（John B. Chambers）主编；费洪文，钟新波主译. — 北京：北京科学技术出版社，2019.1
书名原文：Echocardiography: A Practical Guide for Reporting and Interpretation, 3rd edtion
ISBN 978-7-5304-9843-9

Ⅰ.①超… Ⅱ.①海…②约…③费…④钟… Ⅲ.①超声心动图—诊断 Ⅳ.①R540.4

中国版本图书馆CIP数据核字（2018）第213525号

超声心动图解析：第3版

作　　者：〔英〕Helen Rimington　〔英〕John B. Chambers
主　　译：费洪文　钟新波
责任编辑：尤玉琢　刘瑞敏
责任校对：贾　荣
责任印制：吕　越
封面设计：申　彪
出 版 人：曾庆宇
出版发行：北京科学技术出版社
社　　址：北京西直门南大街16号
邮政编码：100035
电话传真：0086－10－66135495（总编室）
　　　　　0086－10－66113227（发行部）
　　　　　0086－10－66161952（发行部传真）
电子信箱：bjkj@bjkjpress.com
网　　址：www.bkydw.cn
经　　销：新华书店
印　　刷：北京捷迅佳彩印刷有限公司
开　　本：889 mm × 1194 mm　1/16
字　　数：350千字
印　　张：15
版　　次：2019年1月第1版
印　　次：2019年1月第1次印刷
ISBN 978－7－5304－9843－9 / R・2515

定　　价：150.00元

译者名单

主　译

费洪文　钟新波

副主译

谢　秋　林琼雯　侯乐正　王　雨

译　者

费洪文　广东省人民医院　广东省心血管病研究所

钟新波　中国医学科学院　阜外医院深圳医院

谢　秋　广东省人民医院　广东省心血管病研究所

林琼雯　广东省人民医院　广东省心血管病研究所

侯乐正　广东省人民医院　广东省心血管病研究所

王　雨　广东省人民医院　广东省心血管病研究所

李明奇　广东省人民医院　广东省心血管病研究所

周桂丽　中国医学科学院　阜外医院深圳医院

作者介绍

Helen Rimington

盖伊和圣托马斯医院（Guy's and St Thomas' Hospitals）的心脏生理学顾问医师。她在英国超声心动图学会任职多年，参与编写超声心动图实验室的认证标准，并在2008—2012年间担任该学会认证委员会的主席。2009—2011年担任英国超声心动图学会副主席，与英国心脏基金会一起，参与建立了国家质量保证项目。作为该学会在IQIPS标准委员会的代表，她推动了心脏病学临床科学家培训计划的发展。自2012年起，担任医疗保健科学学院的生理学家。她的主要研究方向为心脏瓣膜病外科术后的生活质量管理。

John B. Chambers

盖伊和圣托马斯医院（Guy's and St Thomas' Hospitals）的心内科教授、顾问医师，心脏无创检查中心主任。他终生致力于超声心动图的教学与培训，开设的伦敦超声心动图课程10年来广受欢迎，并参与了众多国内和国际课程的讲授，还协助创立了英国超声心动图学会经胸超声心动图检查的认证系统。1995—1998年担任英国超声心动图学会的主考官，2003—2005年担任该学会主席，2010—2013年担任英国心脏瓣膜学会主席。他的主要研究方向为心脏瓣膜病的最佳手术时机。

赞兄师承记绵拆

屡荚等结齐劫力

百家争鸣出高招

共促医科创新远

各地学员深研讨

高瞻杏雅情信忠

为民服务不辞劳

为国争光献厚礼

王新房

华中科技大学同济医学院附属协和医院

中华医学会超声分会前主任委员

2018 年 10 月 18 日

序 言

　　超声心动图作为无创心血管影像技术，近年来开展得越来越普及，应用范围也越来越广，对于心血管疾病的诊断、治疗决策、术中监测、治疗后随访都起到不可或缺的作用。目前国内超声心动图技术的发展不平衡不充分的矛盾依然十分突出，不同级别医院、不同检查者之间的检查结果差异很大，存在主观性强、依赖经验等局限性。其主要原因在于国内超声心动图的运作模式与欧美有很大不同。美国采用的是采集和诊断分离的方法，技师负责采集全面的动态图像，存入超声PACS系统，进行初步测量和诊断提示，而由诊断医师进行最终诊断。这样的好处是采集图像规范、诊断规范，有利于质控。而国内超声心动图采用的模式是单兵作战，一名医师既要扫查图像，又要完成测量和诊断。加之绝大部分医院由于工作量大、单个患者检查时间短、没有可存储dicom图像的超声PACS系统等，造成诊断质量差异度较大，质控亦存在困难。如何减少医院间、检查者间的诊断变异度，提高诊断质量，减少重复性检查，节约医疗花费，国内学者也做出了很多探索。其中中国医师协会超声分会组织国内相关专家还编写了超声心动图诊疗规范，虽取得了一定的效果，但仍然存在诸多问题有待解决。

　　"他山之石可以攻玉"。由英国Helen Rimington教授和John B.Chambers教授主编的《超声心动图解析（第3版）》，主要介绍了超声心动图的规范解读和报告指引，其对我国现阶段超声心动图的深入开展及规范化具有重要的借鉴意义。中文版由我的爱徒费洪文博士牵头主译，特推荐给各位，希望对超声心动图医师、质控人员、规培医师、进修医师等有所帮助。

田家玮

哈尔滨医科大学附属第二医院

中华医学会超声分会副主任委员

2018年10月20日

译者前言

　　根据世界卫生组织公布的《2012世界卫生统计报告》，心血管病、癌症、慢性呼吸系统疾病、糖尿病等非传染性疾病已成为21世纪人类最大的健康威胁，每年导致3600多万人失去生命。数据显示，我国心血管疾病（心脏病、脑卒中）的发病和死亡率一直呈持续上升阶段，全国心血管疾病患者大约有2.3亿人，每年死于心血管疾病者约300万人，几乎每死亡3个人中就有1人死因为心血管病。

　　心血管影像技术作为心脏病学科发展最为迅速的领域之一，是心血管疾病诊断和治疗中不可或缺的重要基础和依据，并指导和优化心血管疾病的诊断和治疗。我国的心血管影像技术的不断进步推动了我国心血管诊疗水平的不断提高。

　　超声心动图可直接观察心脏及大血管的形态和结构，定量测定与此相关的血流动力学指标，并评价心功能，是目前心血管常规诊断不可缺少的检查手段，亦是术前、术中观察和术后评价的可靠方法。

　　本书原著侧重于超声心动图的规范化解读及报告指引，对于国内现阶段超声心动图的普及与规范具有特别的参考价值。

　　谨以此文献给我敬爱的导师王新房教授、田家玮教授。一日为师终身为父，导师的学识、品格都堪称后辈楷模。

　　经验有限，错漏之处还请读者及时反馈。不忘初心，继续前行……

费洪文

2018年8月8日于广州

原著前言

本书是实用的超声心动图工具书，可一步步地指导你完成心脏超声的检查和报告解读。对于经验丰富的心脏超声医师或临床医师，本书可作为他们工作中的备忘录，对于初学者，本书也是理想的入门书籍。

本书第 3 版在前一版的基础上进行了广泛的修订，纳入了最新的指南、分级标准及正常参考值范围。少数存在争议的地方，我们也列出了正反方的意见，供大家参考。

在超声心动图的临床解读部分，我们新增了各种瓣膜病的手术指征以及舒张性心力衰竭诊断方面的内容。另外，多模态影像对心血管疾病的诊断价值我们也有所着墨。

超声心动图在危急重症中的应用越来越广泛，这一部分我们介绍了可由专项 (focused) 心脏超声完成的临床情况，也纳入了需进行完整超声心动图检查的情境。此外，本章对各种危急重症的超声心动图检查要点进行了拓展。

为易于阅读，本书进行了重新排版，并且增加了大量的图表。

本书面向所有与超声心动图检查相关的医师，包括心脏生理学家、心脏专科医师、心脏超声技师、重症监护以及急诊科的临床医师以及临床研究员，同时对需要解读心脏超声报告的社区医师也有助益。

致　谢

我们对为本书提供宝贵反馈意见的同事致以诚挚的感谢，他们是：Stefanie Bruemmer-Smith、Cathy Head、Ronak Rajari、David Sprigings 和 Kelly Victor。

Helen Rimington　　*John B. Chambers*

本书使用图标

为了提高实用性，本版书采用了许多新的图标。

 警示图标 用于提示需要避免的易错点

 清单图标 提示将对被讨论主题的主要信息进行总结

 思考图标 表明存在争议或者还未达成共识

 讨论图标 提示需要结合患者相关临床信息

目　录

第一章 引 言

超声心动图检查的基本要求

- 完整的超声心动图检查至少应包含最基本的切面及测量指标[1-4]，目的是为了：
  - 减少漏诊的风险
  - 最大限度地减少不同检查医师及多次检查之间的差异
  - 为质量控制提供依据
- 若有特殊要求或者初诊有异常发现，可追加切面及测量指标。详见各相关章节。
- 以下框架内容为最终的诊断报告所需，其中正文斜体字部分目前尚无统一要求。

成人经胸超声心动图检查的基本要求

常规信息

- 姓名以及唯一的身份标识。
- 心电图（ECG），用以检测心律及心室率。

二维（2D）切面

- 胸骨旁左室长轴切面。
- 胸骨旁长轴右室流入道切面及右室流出道切面。
- 不同水平的胸骨旁短轴切面：
  - 主动脉瓣水平
  - 二尖瓣瓣尖水平
  - 乳头肌水平
- 心尖切面：
  - 四腔心
  - 五腔心
  - 两腔心
  - 左室长轴

- 剑突下切面：显示右心室（RV）、房间隔以及下腔静脉（IVC）。
- 胸骨上窝切面。

二维或 M 型超声测量

- 胸骨旁左室长轴或短轴切面测量左心室（LV）径线：
  - 舒张末期室间隔厚度
  - 舒张末期左心室前后径
  - 舒张末期左心室后壁厚度
  - 收缩末期左心室前后径
- 主动脉根部内径。
- 左心房（LA）前后径。
- 右心室内径。

彩色多普勒

- 肺动脉瓣（至少在 1 个切面评估）。
- 除肺动脉瓣之外的其他瓣膜（至少在 2 个切面评估）。
- 房间隔（至少在 1 个切面评估）。
- 主动脉弓（在胸骨上窝切面评估）。

频谱多普勒

- 心尖四腔心切面，脉冲多普勒测量二尖瓣瓣尖位置 E 峰与 A 峰的峰值流速以及 E 峰减速时间。
- *脉冲多普勒测量左室流出道收缩期速度时间积分。*
- 心尖五腔心切面，连续多普勒测量主动脉瓣跨瓣峰值流速。
- 三尖瓣反流时，连续多普勒测量反流的峰值流速。
- 脉冲多普勒或连续多普勒测量肺动脉内的血流速度。
- 脉冲组织多普勒测量二尖瓣瓣环运动速度。
- *脉冲组织多普勒测量三尖瓣瓣环（侧壁处）的运动速度。*

报告的撰写

超声诊断报告应包括以下信息：

- 患者基本信息及相关数据。

- 超声测值（多普勒、M 型及二维）。
- 超声所见。
- 结论。

患者基本信息及相关数据

- 患者年龄、性别、心率及心律等信息。
- 患者身高、体重及体表面积（BSA）：用以校正容积及有效瓣口面积（EOA）。
- 患者血压情况：解释后负荷依赖性的定量指标（例如：二尖瓣反流、主动脉瓣反流或左室射血分数）时；患者存在左心室肥厚时；发现其他可能为长期高血压引起的改变（例如：主动脉扩张或左心房扩大）时。
- 超声检查的目的。

超声测值

- 心腔内径测值用于：
  - 病理诊断（例如：扩张型心肌病）
  - 疾病严重程度的分级（例如：慢性主动脉瓣反流引起的左心室扩大）
  - 制定治疗决策（例如：对于无症状的重度主动脉瓣反流患者，当左心室收缩末期内径大于 50mm 时，需进行手术治疗）
  - 监测疾病进展
- 对心腔内径测值进行解读时要考虑患者的性别及体型。另外，很多指标的正常参考值范围已经被现代的大数据研究结果所取代（详见第二章）。

超声所见

- 描述应尽量详细，以便于其他医师能够获取完整的信息。
- 完整描述心脏与大血管扫查所见，显示不清之处应特别注明。这样读者就将明晰这是一次全面的检查，而非仅针对部分结构的简略检查。
- 为便于理解，此处可指出初步诊断（例如：风湿性二尖瓣病变）。此处亦可提示狭窄或反流的程度，前提是在前面超声测值部分有数据支撑这一判断。
- 对于轻微的异常（例如：二尖瓣瓣环轻度钙化）、正常解剖变异（例如：希阿里网）或者正常的生理改变（例如：二尖瓣微量反流），在报告中如何表述尚无共识。我们的建议是：在超声所见部分进行描述即可，结论部分无须再提示。

结论

- 结论部分需对超声测值与扫查所见进行分析及总结，以回答临床医师的问题。结论中需指出存在的异常（例如：二尖瓣反流），其发生原因（例如：二尖瓣脱垂）以及带来的继发改变（例如：左心室扩大、高动力状态）。
- 结论应容易被临床医师理解，因此可能需要根据其专业及需求对行文陈述方式做适当调整。
- 将超声发现与临床信息结合后能提出相应的临床建议，但心脏超声医师通常缺乏相应的临床资料。不过，基于临床医师提出的问题以及心脏超声医师本人的经验，可以在报告中提示可行的处理措施。例如：
  - "心脏超声提示可行球囊扩张术"
  - "心脏超声提示可行瓣膜成形术"
  - "重度二尖瓣反流且左心室扩大至临界阈值，有手术指征"
- 某些超声发现需立即通知临床医师（表 1.1）。

危急值

部分危急值见表 1.1。

表 1.1 危急值示例

生命体征危急的患者，不论超声是何诊断
心包积液：大量心包积液或有心脏压塞征象
既往未诊断的严重的左心室收缩功能下降
主动脉夹层
急性冠脉综合征的严重并发症：
• 室间隔穿孔
• 乳头肌断裂
• 假性动脉瘤
右心扩大，怀疑为肺栓塞
危重的瓣膜疾病
主动脉极度扩张
异常团块（例如：左心室血栓、左心房黏液瘤）

非心脏超声医师如何解读报告

- 以下超声发现几乎无临床意义：
  - 轻度的三尖瓣反流和肺动脉瓣反流
  - 轻度的二尖瓣反流（瓣膜形态正常且左心室大小、功能正常时）
  - 主动脉瓣下室间隔增厚，在老年人中常见，且可能产生心脏杂音
  - 微量的心包积液，尤其局限在右心房周围时（正常心包脏层和壁层间有少量液体）
  - 房间隔膨出瘤或偶然发现的卵圆孔未闭在无相关临床情况〔脑卒中或短暂性脑缺血发作（TIA）、外周血管栓塞、潜水减压病〕时。因为高达15%的正常人群有上述发现
- 无临床症状的重度瓣膜疾病，需仔细评估左心室大小及功能：
  - 对于重度二尖瓣反流患者，左心室收缩末期内径大于等于40mm或左室射血分数小于等于60%时建议手术治疗
  - 对于重度主动脉瓣反流患者，左心室收缩末期内径大于50mm或左室射血分数小于等于50%时建议手术治疗
  - 若左心室已存在结构功能的异常，此时即使中度的瓣膜病变也可能带来较大的影响
- 对于怀疑心力衰竭的患者：
  - 舒张功能不全并不等同于舒张性心力衰竭（后者为临床诊断）
  - 左室射血分数的测量高度依赖于操作者，不必过分解读微小的变化

（王 雨 林琼雯 译 费洪文 校）

参考文献

[1] Evangelista A, Flachskampf F, Lancellotti P et al. European Association of Echocardiography recommendations for standardization of performance, digital storage and reporting of echocardiographic studies. *Eur Heart J Vascular Imaging* 2008;9:438–448.

[2] Gardin JM, Adams DB, Douglas PS et al. Recommendations for a standardized report for adult transthoracic echocardiography: a report from the American Society of Echocardiography's nomenclature and standards committee and task force for standardized echocardiography report. *J Am Soc Echocardiogr* 2002;15:275–290.

[3] Sanfillippo A, Bewick D, Chan K et al. Guidelines for the provision of echocardiography in Canada. *Can J Cardiol* 2005;21:763–780.

[4] http://www.bsecho.org/tte-minimum-dataset/ (accessed December 19, 2018).

第二章　左心室大小与功能

左心室大小与室壁厚度

左心室前后径

- 在心室基底部测量（图 2.1）。
- 左心室扩大程度分级见表 2.1。

表 2.1　左心室前后径正常参考值范围及分级标准[1]

	正常范围	轻度扩大	中度扩大	重度扩大
女性				
左心室舒张期前后径（mm）	39 ～ 53	54 ～ 57	58 ～ 61	≥ 62
左心室舒张期前后径 / 体表面积（mm/m²）	24 ～ 32	33 ～ 34	35 ～ 37	≥ 38
男性				
左心室舒张期前后径（mm）	42 ～ 59	60 ～ 63	64 ～ 68	≥ 69
左心室舒张期前后径 / 体表面积（mm/m²）	22 ～ 31	32 ～ 34	35 ～ 36	≥ 37

注：近期的指南[2]指出，并没有合适的分界值将左心室前后径划分为轻、中、重度扩大，所以可仅归类为"正常"或"异常"。各超声诊断室应统一其报告左心室大小的规范。

- 如左心室前后径测值异常，或存在相关疾病（例如：心肌病或瓣膜疾病），需测量左心室容积（表 2.2），可采用三维法或二维 Simpson 法。

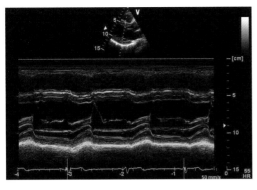
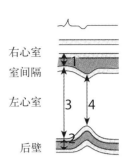

1. 舒张期室间隔厚度
2. 舒张期左心室后壁厚度
3. 左心室舒张期前后径
4. 左心室收缩期前后径

右心室
室间隔
左心室
后壁

图 2.1　左心室前后径的二维及 M 型测量

曾有前缘至前缘的测量方法，现指南已明确为内缘 – 内缘法。舒张期测量时相：心电图 QRS 波起点处。收缩期测量时相：若室间隔运动正常，选择室间隔偏移最大时；若室间隔运动异常，选择左心室后壁偏移最大时

表 2.2　左心室舒张期容积正常参考值范围及分级标准[1]

	正常范围	轻度扩大	中度扩大	重度扩大
女性				
左心室舒张期容积（ml）	56 ～ 104	105 ～ 117	118 ～ 130	≥ 131
左心室舒张期容积 / 体表面积（ml/m²）	35 ～ 75	76 ～ 86	87 ～ 96	≥ 97
男性				
左心室舒张期容积（ml）	67 ～ 155	156 ～ 178	179 ～ 200	≥ 201
左心室舒张期容积 / 体表面积（ml/m²）	35 ～ 75	76 ～ 86	87 ～ 96	≥ 97

注：近期的指南[2]指出，并没有合适的分界值将左心室容积划分为轻、中、重度扩大，所以可仅归类为"正常"或"异常"。各超声诊断室应统一其报告左心室大小的规范。

室壁厚度

- 在心室基底部测量。
- 室壁厚度分级标准见表 2.3。

表2.3　室间隔或左心室后壁厚度的正常参考值范围及分级标准（mm）

正常范围	临界值[*]	轻度增厚	中度增厚	重度增厚
女性				
6 ～ 9	10	11 ～ 12	13 ～ 15	≥ 16
男性				
6 ～ 10	11	12 ～ 13	14 ～ 16	≥ 17

注：[*]数据分析应结合实际情况。女性10mm或男性11mm的室壁厚度在指南[1]中被定义为轻度增厚，但也可能为正常情况，尤其在无相关临床病史且超声检查无其他异常发现时。

- 在日常工作中无须常规测量左心室质量，其测量及分级方法见附录1（表A1.1）。另左心室肥厚的类型见表2.4及图2.2。
- 如果目测左心室肥厚，但实际测量厚度却正常，这通常可能是向心性重构（表2.4）。向心性重构是压力负荷过重致心肌肥厚的前期表现。其定义为相对室壁厚度比值（RWT）大于0.42。

$$RWT = \frac{（2 \times 左心室后壁厚度）}{左心室舒张期前后径（LVDD）}$$

表2.4　左心室肥厚的类型

对称性		
向心性	在压力负荷（例如：主动脉瓣狭窄、高血压）的作用下，室壁增厚，左心室腔减小 RWT > 0.42	
离心性	见于高室壁应力、左心室代偿性扩大时（例如：主动脉瓣或二尖瓣反流所致容量负荷过重） RWT ≤ 0.42 室壁应力＝左心室压力 × （LVDD/ 室壁厚度）	
非对称性		
	局限性肥厚，例如：左心室心尖部或室间隔肥厚	

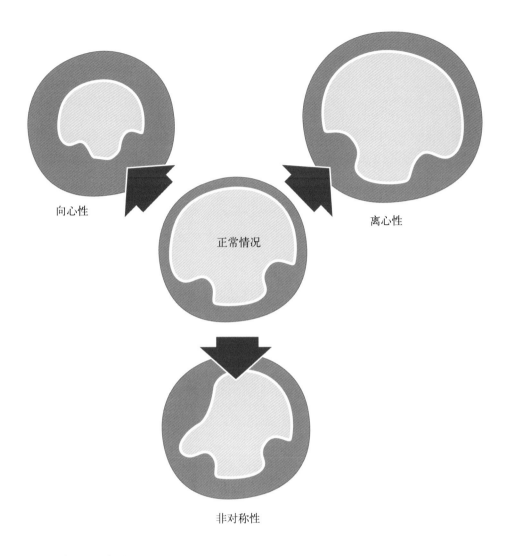

向心性

正常情况

离心性

非对称性

图 2.2 左心室肥厚的类型

左心室收缩功能

1 节段性收缩功能

- 在每个切面观察每支冠状动脉的供血区域。
- 根据收缩期室壁增厚情况及其运动幅度，按照节段（图 2.3）来描述室壁运动异常情况。
- 也可以对室壁运动进行评分，常用的评分系统见表 2.5。

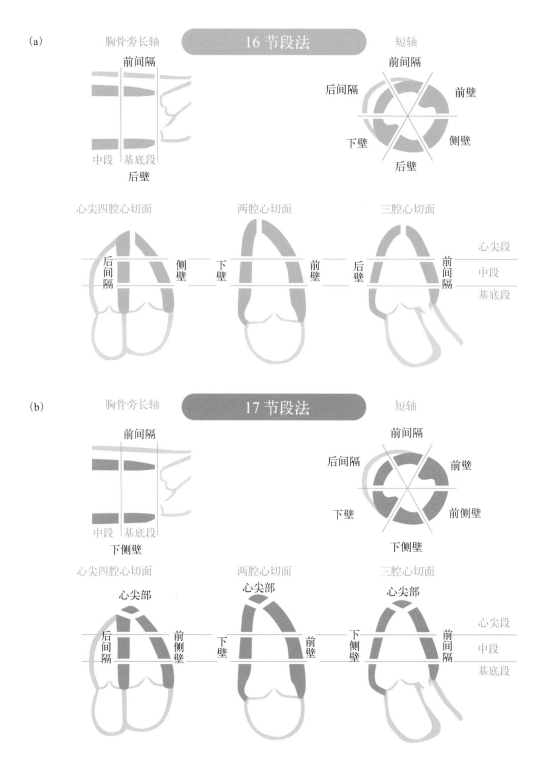

图 2.3 左心室的节段

16 节段法（a）与 17 节段法（b）目前都在应用。17 节段法适用于需将超声心动图与其他影像方法进行比较时（经允许引自 Segar DS et al. *J Am Coll Cardiol* 1992; 19:1197−1202.）

表 2.5　室壁运动评分

室壁运动	评分
运动正常	1
运动减弱（低于正常运动幅度的 50%）	2
运动消失（无运动）	3
反向运动（收缩期节段性室壁向外膨出）	4
室壁瘤（舒张期节段性室壁向外膨出）	5

2　整体收缩功能

应评估左心室的整体收缩功能。可根据所在中心的习惯，选用以下任一或所有的评估方法。

2.1　左心室容积与射血分数

- 经验足够时，可用目测法估测左室射血分数（LVEF）[3]。由于目测法不精确，表达方式可为估值 ±5%，或用范围（例如 40% ～ 50%）的形式表示。如果使用此方法，必须用独立的"金标准"进行质量控制。
- 可采用三维法或改良的双平面 Simpson 法（四腔心及两腔心切面）计算收缩期与舒张期容积。
- 射血分数（EF）＝ 100×（舒张期容积－收缩期容积）/ 舒张期容积
- 如果心内膜显示不清，而临床决策又依赖于准确的射血分数测值时（例如：植入除颤器或化疗），可进行左心超声造影。
- 左心室收缩功能的分级见表 2.6，收缩期容积的分级见表 2.7。

表 2.6　根据射血分数（%）对左心室收缩功能进行分级

正常范围*	临界值	轻度下降	中度下降	重度下降
＞ 50	50 ～ 54	41 ～ 49	30 ～ 40	＜ 30

注：*上述数值综合自 EchoNoRMAL meta 分析[4]以及近期的指南[2]。这一分级标准在舒张性心力衰竭的诊断中同样适用（其定义之一为 LVEF ＞ 50%）。不过，也有指南将 LVEF 大于 55% 作为正常界值[1]。在具体的病例中，应结合实际情况来解读这些数值，比如，对于年轻的运动员，EF 50% ～ 54% 可能属于正常范围，但如果在负荷量不变情况下，EF 由既往的 60% 下降至 50% ～ 54% 则考虑为异常。新的指南[2]提出了分性别的 EF 值正常范围（男性 52% ～ 72%，女性 54% ～ 74%）与轻度异常范围（男性 41% ～ 51%，女性 41% ～ 53%）。但性别差异在日常工作中难以准确区分，我们建议采用上述不分性别的分级标准，并注意结合临床资料进行解读。

表 2.7　左心室收缩期容积正常参考值范围及分级标准

	正常范围	轻度扩大	中度扩大	重度扩大
女性				
左心室收缩期容积（ml）	19 ～ 49	50 ～ 59	60 ～ 69	≥ 70
左心室收缩期容积 / 体表面积（ml/m²）	12 ～ 30	31 ～ 36	37 ～ 42	≥ 43
男性				
左心室收缩期容积（ml）	22 ～ 58	59 ～ 70	71 ～ 82	≥ 83
左心室收缩期容积 / 体表面积（ml/m²）	12 ～ 30	31 ～ 36	37 ～ 42	≥ 43

注：近期的指南[2]指出，并没有合适的分界值将左心室容积划分为轻、中、重度扩大，因此可仅归类为"正常"或"异常"。各超声诊断室应统一其报告左心室大小的规范。

2.2　射血距离（stroke distance）

- 在五腔心切面可通过脉冲多普勒测量左室流出道的射血距离，即左室流出道速度时间积分（$VTI_{左室流出道}$）。年龄在 20 ～ 80 岁人群的正常值范围见表 2.8。在这一群体中，射血距离并未随年龄增加而有太大改变。

表 2.8　射血距离（$VTI_{左室流出道}$）的正常范围[5]

	女性（n=663）	男性（n=603）
射血距离（cm）	14.4 ～ 28.4	13.1 ～ 27.5

- 通过射血距离与左室流出道半径（r）（r = 左室流出道内径 /2）可计算出每搏输出量：
  - 每搏输出量 = π (r^2) × $VTI_{左室流出道}$
  - 心输出量 = 每搏输出量 × 心率

2.3　左心室 dP/dt

- 二尖瓣反流的连续多普勒频谱上，流速自 1.0m/s 增加至 3.0m/s 的时间可用来计算压力升高的速率（图 2.4）。

- 正常值应大于 1200mmHg/s，相当于经过 25ms，反流速自 1.0m/s 增加至 3.0m/s（表 2.9）

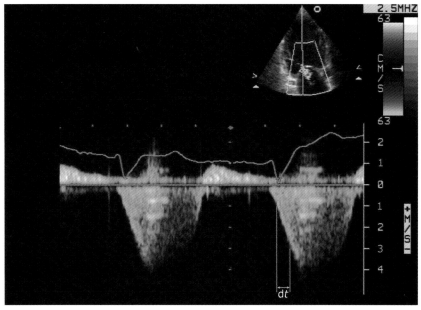

图 2.4 左心室 dP/dt 的估测

在反流频谱的上升支测量 1.0m/s 加速至 3.0m/s 的时间（dt），经简化的伯努利方程计算出压力变化值 dP ＝（4×3.0^2）－（4×1.0^2）＝ 32 mmHg，则 dP/dt ＝ 32/dt

表 2.9 通过二尖瓣反流频谱对左心室收缩功能进行分级[6, 7]

	正常	异常	严重异常
dP/dt（mmHg/s）	＞ 1200	800 ～ 1200	＜ 800
1.0m/s 加速至 3.0m/s 的时间（ms）	＞ 25	25 ～ 40	＞ 40

2.4 脉冲组织多普勒

- 在心尖切面测量二尖瓣瓣环收缩期峰值运动速度。一般在心尖四腔心切面室间隔处或侧壁处测量，但如果需要排除早期收缩功能障碍（例如：神经肌肉疾病、家族性心肌病、慢性主动脉瓣反流），则应在心尖四腔心及两腔心切面多处位置进行测量（表 2.10）。

表 2.10 二尖瓣瓣环收缩期峰值运动速度的正常范围[5]

	后间隔处	侧壁处	下壁处	前壁处
脉冲组织多普勒所测收缩期峰值速度（cm/s）	5.6 ～ 10.4	5.2 ～ 12.4	5.8 ～ 11.4	4.5 ～ 12.1

左心室舒张功能

1 需要记录的数据

- 将脉冲多普勒取样点置于舒张期二尖瓣瓣叶完全开放时的瓣尖位置。测量 E 峰与 A 峰速度，以及 E 峰减速时间。

- 组织多普勒测量二尖瓣瓣环 E′ 峰速度，可仅测侧壁处，也可仅测室间隔处，或测量多处取平均值。

- 根据二尖瓣 E 峰、A 峰以及组织多普勒 E′ 峰速度将舒张充盈类型进行分类（图 2.5，表 2.11）。

- 心房颤动时左心室的舒张功能均为异常，此时测量 E 峰、E 峰减速时间及 E′ 峰速度的目的为评估是否为限制性充盈。

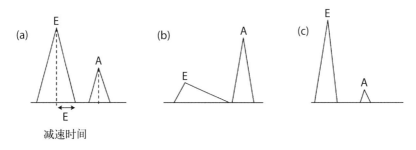

图 2.5　左心室充盈类型

(a) 正常；(b) 松弛减退（E 峰减低，减速时间延长，A 峰升高）；(c) 限制性充盈（E 峰明显升高伴减速时间缩短，A 峰减低甚至消失）

表 2.11　左心室舒张充盈的类型

左心室舒张功能	E/A 值 [*]	E 峰减速时间（ms）[*]	E/E′ 值（侧壁处二尖瓣瓣环）[#]
正常	0.8 ~ 1.5	150 ~ 200 150 ~ 280（年龄＞65）	≤ 10
松弛减退	＜ 0.8	＞ 200 ＞ 280（年龄＞65）	≤ 10
假性正常化	0.8 ~ 1.5	150 ~ 200 150 ~ 280（年龄＞65）	＞ 10
限制性充盈	＞ 2	＜ 150	＞ 10

注：[*] 在不同的研究中具体数值有所差异；以上是综合归纳的结果 [8-13]；[#] 如果在室间隔处二尖瓣瓣环测量 [12, 14]，E/E′ 临界值为15；如果测量两侧瓣环再取平均值，E/E′ 临界值为13。

2　初步判断

舒张功能评估的方法取决于左心室收缩功能正常与否。

2.1　左心室收缩功能下降时

- 心力衰竭诊断明确。

- 关于舒张功能的主要关注点在于是否存在限制性充盈，因为限制性充盈提示预后不良并且有可能会影响临床治疗决策[15]。限制性充盈可以再分为可逆性（前负荷降低时频谱转为假性正常化，如完成 valsalva 动作后）与不可逆性两种类型。不可逆性限制性充盈与高风险事件相关。

- 其他评估舒张功能的指标〔等容舒张时间（IVRT）、肺静脉（PV）血流〕在左心室收缩功能下降时意义较小。

2.2　左心室收缩功能正常时（LVEF 大于 50%）

此时除评估舒张功能外，还需进一步确定是否存在舒张性心力衰竭。

二维改变

- 左心室肥厚（见第 8、31 页）或左心房扩大（不伴有二尖瓣疾病）（见第 135 页）提示舒张功能可能存在异常。

限制性充盈

- 此时舒张充盈障碍已明确，需进一步追查病因（例如：缩窄性心包炎、高血压导致的舒张性心力衰竭、限制型心肌病）。

正常 vs. 假性正常化

- 随着研究的深入，指南中诊断假性正常化的 E/E′ 值的阈值已被更新。它还取决于组织多普勒的测量位置，以及是测量 1 处，还是 2 处或多处再取平均值。

- E/E′ 值较高（若比值大于 15，无论测量位置在何处均属异常）且伴有以下情况时，充盈类型更倾向于假性正常化，而非正常：
  - 左心房扩大
  - 左心室肥厚
  - E′ 峰值速度减低（例如：小于 9cm/s）
  - 肺动脉（PA）压力升高且不伴肺部疾病
  - 肺静脉血流频谱异常

肺静脉血流

- 通常来说，二尖瓣血流频谱类型结合组织多普勒数据可完成大部分情况的舒张功能评估。但有时需借助以下肺静脉血流参数（图2.6）：
  - 肺静脉反向血流的峰值流速
  - 肺静脉反向血流的持续时间
  - 二尖瓣A峰持续时间
- 诊断舒张功能障碍最可靠的指标（表2.12）为（肺静脉反向血流持续时间 – 二尖瓣A峰持续时间）大于30ms。

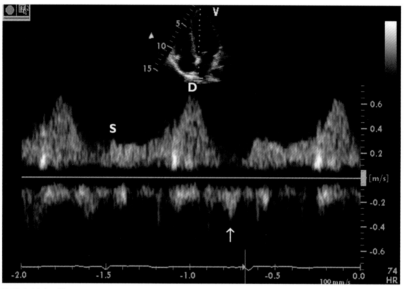

图2.6 肺静脉血流频谱

收缩期（S）及舒张期（D）前向血流峰值已在图中标出。肺静脉反向血流（箭头所示）峰值流速为0.35m/s

表2.12 通过二尖瓣及肺静脉的血流频谱评价舒张功能 [8-11]

舒张功能	二尖瓣血流与 TDI 类型	肺静脉反向血流 A 峰持续时间	肺静脉反向血流 A 峰峰值流速（m/s）
正常	正常	正常	< 0.35
轻度异常	松弛减退	正常	< 0.35
中度异常	假性正常化	延长（> 30ms）	> 0.35
重度异常	限制性充盈	延长（> 30ms）	> 0.35

舒张性心力衰竭

- 舒张性心力衰竭是一个临床诊断，目前尚无公认的诊断标准。其诊断要点包括[12-15]：
    - 心力衰竭的症状与体征
    - 排除其他导致气促的原因，包括瓣膜疾病
    - B 型钠尿肽水平升高
    - 静息状态下 LVEF 正常（目前定义为 LVEF 大于 50%）
    - 超声心动图的相关异常，特别是左心室肥厚或左心房扩大
- LVEF 轻度减低不能解释心力衰竭症状时，需进一步分析。若行负荷超声检查 LVEF 进一步下降，提示可能为冠心病或心肌病。

 需要注意避免的错误

- 在测量室间隔厚度时误将左心室的假腱索或右心室的肌小梁包括在内
- 取样线斜切室间隔及左心室腔
- 仅依据超声心动图充盈类型来诊断舒张性心力衰竭
- 对于有心力衰竭症状、LVEF 正常的患者，忽略缩窄性心包炎的可能性。此时应注意查看下腔静脉是否扩张以及是否存在室间隔弹跳（第十五章）
- 将其他检查结果均正常、仅 LVEF 处于临界值的运动员心脏误诊为收缩功能下降

左心室功能：超声报告要点

1. 左心室与左心房的大小
2. 左心室整体收缩功能
3. 左心室节段性收缩功能
4. 收缩功能降低的分级
5. 左心室充盈类型与 E/E' 值
6. 右心室功能与肺动脉压力
7. 是否存在充盈压升高的证据（例如：E/E' 值大于 15）

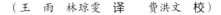

（王　雨　林琼雯　**译**　费洪文　**校**）

参考文献

[1] Lang RM, Bierig M, Devereux RB et al. Recommendations for chamber quantification. *Eur J Echocardiogr* 2006;7(2):79–108.

[2] Lang RM, Badano LP, Mor-Avi V et al. Recommendations for cardiac chamber quantification by echocardiography in adults: an update from the American Society of Echocardiography and the European Association of Cardiovascular Imaging. *J Am Soc Echocardiogr* 2015;28:1–39.

[3] Hope MD, de la Pena E, Yang PC, Liang DH, McConnell MV, Rosenthal DN. A visual approach for the accurate determination of echocardiographic left ventricular ejection fraction by medical students. *J Am Soc Echocardiogr* 2003;16(8):824–831.

[4] Ethnic-specific normative reference values for echocardiographic left atrial and ventricular mass, and systolic function. The EchoNoRMAL Study. J Am Coll Cardiol Img 2015; 8: 656–665.

[5] Dalen H, Thorstensen A, Vatten LJ et al. Reference values and distribution of conventional echocardiographic Doppler measures and longitudinal tissue Doppler velocities in a population free from cardiovascular disease. *Circ Cardiovasc Imaging* 2010;3:614–622.

[6] Pai RG, Bansal RC, Shah PM. Doppler-derived rate of left ventricular pressure rise. Its correlation with the postoperative left ventricular function in mitral regurgitation. *Circulation* 1990;82:514–520.

[7] Nishimura RA, Tajik AJ. Quantitative hemodynamics by Doppler echocardiography: a noninvasive alternative to cardiac catheterization. *Prog Cardiovasc Dis* 1994;36(4):309–442.

[8] Rakowski H, Appleton C, Chan KL et al. Canadian consensus recommendations for the measurement and reporting of diastolic dysfunction by echocardiography: from the Investigators of Consensus on Diastolic Dysfunction by Echocardiography. *J Am Soc Echocardiogr* 1996;9(5):736–760.

[9] Paulus WJ. How to diagnose diastolic heart failure. European Study Group on Diastolic Heart Failure. *Eur Heart J* 1998;19:990–1003.

[10] Redfield MM, Jacobsen SJ, Burnett JC Jr, Mahoney DW, Bailey KR, Rodeheffer RJ. Burden of systolic and diastolic ventricular dysfunction in the community: appreciating the scope of the heart failure epidemic. 2003;289(2):194–202.

[11] Mottram PM, Marwick TH. Assessment of diastolic function: what the general cardiologist needs to know. *Heart* 2005;91(5):681–695.

[12] Nagueh SF, Middleton KJ, Kopelen HA, Zoghbi WA, Quinones MA. Doppler tissue imaging: a noninvasive technique for evaluation of left ventricular relaxation and estimation of filling pressures. *J Am Coll Cardiol* 1997;30(6):1527–1533.

[13] Dokainish H, Zoghbi WA, Lakkis NM et al. Optimal noninvasive assessment of left ventricular

filling pressures: a comparison of tissue Doppler echocardiography and B-type natriuretic peptide in patients with pulmonary artery catheters. *Circulation* 2004;109(20):2432–2439.

[14] Ommen SR, Nishimura RA. A clinical approach to the assessment of left ventricular diastolic function by Doppler echocardiography: update 2003. *Heart* 2003;89 Suppl 3:iii18–iii23.

[15] Giannuzzi P, Temporelli PL, Bosimini E et al. Independent and incremental prognostic value of Doppler-derived mitral deceleration time of early filling in both symptomatic and asymptomatic patients with left ventricular dysfunction. *J Am Coll Cardiol* 1996;28(2):383–390.

3

第三章　急性冠脉综合征

超声心动图检查适用于以下情况。

- 判断肌钙蛋白水平轻度升高是新发的心脏事件还是非心源性疾病所致。
- 心肌梗死后，测量左心室收缩功能并判断有无并发症。
- 在胸痛或心电图 ST 段改变时，鉴别是心肌缺血还是其他病因（例如：心包炎或主动脉夹层）所致。
- 心脏急性失代偿时，探查是否存在急性冠脉综合征的机械并发症（例如：乳头肌断裂、室间隔穿孔或游离壁破裂）。

1　左心室节段性收缩功能

冠状动脉供血区域发现节段性室壁运动异常且无瘢痕组织时，考虑急性冠脉综合征。

- 描述缺血累及的节段（见图 2.3，第 10 页）
- 评估其余节段。其余节段代偿性运动增强提示预后良好，运动减弱通常提示冠状动脉为多支血管病变，预后较差。
- 观察是否存在厚度小于 6mm 的变薄节段。如有，提示既往曾发生过心肌梗死，变薄节段为心肌坏死后形成的瘢痕组织。
- 左心室壁中段心尖段运动异常需考虑应激性心肌病（表 3.1）[1, 2]，该病好发于年龄大于 50 岁、受到精神刺激（见于约 65% 的病例）的女性。

表 3.1　应激性心肌病的特点[1]

左心室壁中段出现一过性运动减弱、运动消失或矛盾运动，心尖部可同时受累
节段性室壁运动异常，累及节段超过单支冠状动脉的供血范围
冠状动脉造影未发现狭窄*或急性斑块破裂的征象
新发的心电图异常改变〔ST 段抬高和（或）T 波倒置〕，或肌钙蛋白水平中度升高
需除外嗜铬细胞瘤及心肌炎

注：*极少数情况可合并冠状动脉狭窄。

2　左心室整体收缩功能

- 记录 EF 与主动脉瓣口的速度时间积分，两者均可提供预后信息。
- 如果目测 EF 减低，应通过三维法或 Simpson 法测量左心室收缩期及舒张期容积。收缩期容积可用于危险分层，EF 值可指导是否需要植入除颤器（通常在 LVEF 低于 35% 时）

3　评估右心室

- 多达 30% 的下壁心肌梗死同时合并右心室心肌梗死。在下壁心肌梗死累及右心室的患者中，10% 可出现血流动力学的不稳定。
- 估测肺动脉压力（第六章）。

4　评估二尖瓣

- 心肌梗死后常出现二尖瓣反流（表 3.2）。
- 下后壁心肌梗死常导致二尖瓣后叶活动受限，从而产生偏向后侧的反流束（图 3.1）。
- 左心室腔的中段和心尖段扩张，二尖瓣前后叶均受牵扯，可导致瓣叶关闭受限呈"帐篷"样改变，继而出现中心性的反流束（见图 8.5，第 81 页）。
- 也可能出现更复杂的情况：小腱索及部分乳头肌或受牵扯，或断裂，相应地导致部分瓣叶活动受限，部分瓣叶脱垂。
- 对反流程度进行分级（见第 85 页）。中度及中度以上的反流是死亡的独立危险因素，不受其他因素（包括左心室收缩功能）影响[3]。急性冠脉综合征的患者如果二尖瓣反流较多，手术策略上可能更倾向于外科手术，而非经皮冠状动脉介入治疗（PCI）。

表 3.2　心肌梗死后二尖瓣反流的原因

二尖瓣后叶活动受限（图 3.1）
左心室扩大导致二尖瓣关闭时呈"帐篷"样改变（译者注 1，详见第 221 页）
乳头肌或主要腱索断裂
小腱索功能异常导致二尖瓣脱垂
既往已有的二尖瓣疾病

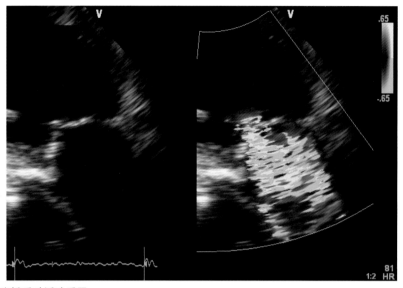

图 3.1 二尖瓣后叶活动受限

下后壁心肌梗死导致二尖瓣后叶受牵扯、关闭受限（左图），前后瓣叶形成不对称"帐篷"样改变，反流束偏向后侧（右图）

扫描二维码免费观看动态视频

图 3.1.1   图 3.1.2

5 评估并发症

表 3.3 列举了心肌梗死可能出现的并发症。

表 3.3 心肌梗死的并发症

血栓形成（见表 16.6，第 174 页）
真性室壁瘤（图 3.2a）
假性室壁瘤（图 3.2b）
二尖瓣反流（表 3.2）
乳头肌断裂
室间隔穿孔
心包炎 [*]
心律失常 [*]

注：[*] 不依赖超声心动图诊断。

- 如果闻及心脏杂音，应检查是否合并二尖瓣反流及室间隔穿孔。两者可能同时存在。如果出现二尖瓣反流，考虑表 3.2 中的原因。
- 有时需要采用非标准切面进行观察。小面积心肌梗死引起的心尖部室间隔穿孔，可以通过右室心尖部收缩期异常血流发现。
- 如果发现乳头肌部分或完全断裂，或室间隔穿孔，应立即通知临床医师。
- 大约 5% 的前壁心肌梗死并发真性室壁瘤，其预后不良，需要与游离壁破裂后心包包裹形成的假性室壁瘤相鉴别（表 3.4，图 3.2）。

表 3.4 真性室壁瘤与假性室壁瘤的鉴别

	真性室壁瘤（图 3.2a）	假性室壁瘤（图 3.2b）
位置	心尖部更常见	下后壁更常见
颈部	通常较宽	可能较窄
边界	心肌组织	心包
彩色血流	通常无血流交通	收缩期血流进入瘤体内，舒张期流出

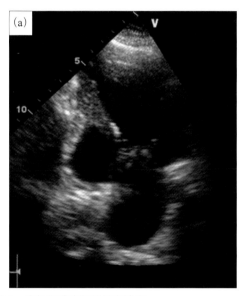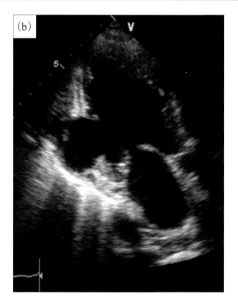

图 3.2 真性室壁瘤与假性室壁瘤

真性室壁瘤（a）由梗死心肌向外膨凸形成，故颈部宽，并且室壁瘤边界为心肌组织。假性室壁瘤（b）为梗死区室壁破裂后由心包包裹形成，因此它的边界是心包而非心肌组织

扫描二维码免费观看动态视频

图 3.2

- 假性室壁瘤偶尔可继发于真性室壁瘤破裂。
- 对于无急性病史患者的室壁瘤，其鉴别诊断见表 3.5。

表 3.5　心尖部室壁瘤的鉴别诊断

冠心病
梅毒
Chagas 病
医源性疾病（例如：外科心尖打孔）
先天性室壁瘤
结核
肥厚型心肌病（见第 31—35 页）

6　负荷超声心动图检查指征

负荷超声心动图的检查指征如下。

- 典型的心前区疼痛，心电图及肌钙蛋白水平完全正常或处于临界状态。
- 患者肌钙蛋白水平轻微升高，临床情况稳定，但不宜行冠状动脉造影（例如：肾衰竭）。
- 评估非罪犯血管的狭窄程度是否需要介入干预。

 需要注意避免的错误

- 未全面评估功能性二尖瓣反流
- 切面扫查不全，漏诊下壁运动异常
- 未采用非标准切面，漏诊室间隔穿孔
- 心肌梗死后左心室呈高动力状态，未考虑可能为室间隔穿孔或重度二尖瓣反流所致

急性冠脉综合征：超声报告要点

1. 左心室的大小与功能
   a. 心腔大小
   b. 节段性室壁运动
   c. 整体收缩功能
2. 右心室
3. 二尖瓣形态与反流程度（中度及以上的反流将增加心血管事件发生的风险）
4. 并发症
   a. 血栓形成
   b. 真性室壁瘤
   c. 假性室壁瘤
   d. 室间隔穿孔
   e. 二尖瓣反流

（王　雨　林琼雯　译　　费洪文　校）

参考文献

[1] Prasad A, Lerman A, Rihal CS. Apical ballooning syndrome (Tako-Tsubo or stress cardiomyopathy): a mimic of acute myocardial infarction. *Am Heart J* 2008;155:408–417.

[2] Ghadri JR, Ruschitzka F, Luscher TF, Templin C. Takotsubo cardiomyopathy: still much to learn. *Heart* 2014;100:1804–1812.

[3] Grigioni F, Enriquez-Sarano M, Zehr KJ, Bailey KR, Tajik AJ. Ischemic mitral regurgitation: long-term outcome and prognostic implications with quantitative Doppler assessment. *Circulation* 2001;103:1759–1764.

4

第四章　心肌病

- 心肌病为心肌组织的病变，但不包括冠心病、瓣膜病、先天性疾病以及高血压等继发的心肌损害。
- 心肌病可能由遗传性肌肉疾病、浸润性疾病（例如：淀粉样变）、贮积病或外界因素（例如：酒精、放射线、蒽环类药物等）引起。
- 心肌病为综合性诊断，需结合临床资料（临床表现、家族史、既往史、体格检查等）、心电图及影像学检查结果。
- 超声心动图是首选的影像学检查方法，可根据超声改变对疾病进行初步的分类：
  - 左心室扩大，如：特发性扩张型心肌病
  - 左心室肥厚，如：肥厚型心肌病
- 其他类型的心肌病也具有特征性的超声改变：
  - 限制型心肌病——心室不扩大，双心房扩大
  - 心肌致密化不全——肌小梁过多
  - 致心律失常型右室心肌病——右心室扩大

左心室扩大

心肌病与继发性的心肌损害在超声心动图上可能表现相似，但仍存在一些线索可供鉴别（表 4.1）

表 4.1　引起左心室扩大且运动减弱的原因

原因	要点
常见原因	
冠心病	典型表现是节段性室壁运动异常或心肌瘢痕化，偶可表现为室壁运动普遍减弱
高血压	常表现为左心室肥厚并伴有其他相关表现，例如：主动脉扩张、主动脉瓣增厚

续表

原因	要点
酒精性	50% 的患者在戒酒后恢复正常
艾滋病	见于 10% 的无症状艾滋病患者
终末期的主动脉瓣疾病或二尖瓣反流	鉴别原发性与继发性二尖瓣反流可能较为困难（见第八章及表 4.5）
快速性心律失常	多为持续性房性心动过速，偶见于非常频发的室性期前收缩
营养因素	维生素 B_1、肉毒碱或者硒缺乏
药物性	维拉帕米、化疗药物
肾衰竭	肾衰竭的基础疾病及其继发的贫血、尿毒症等均可引起心室大小及功能改变
少见原因	
心肌炎	病毒感染、系统性红斑狼疮（SLE）以及包括川崎病在内的血管炎所致。急性心肌炎可能引起左心室增厚，尤其是巨细胞性心肌炎
围生期心肌病	常发生于妊娠最后 1 个月至产后 5 个月内（译者注 2，详见第 221 页）
神经肌肉性疾病	Duchenne 型肌营养不良、Becker 型肌营养不良及 Emery-Dreifuss 型肌营养不良（见表 18.8，第 190 页）
遗传性扩张型心肌病	有心力衰竭、心肌病或猝死的家族病史
结节病性心肌病	室壁变薄、心腔扩大（不符合冠心病节段分布）
血色病	早期出现左心室舒张功能下降，晚期出现左心室扩大
可卡因	急性或慢性中毒
内分泌疾病	甲状腺功能减退、糖尿病、嗜铬细胞瘤

1 根据左心室大小与收缩功能分类

- 目前应用的某些正常参考值范围过窄，可能导致过度诊断左心室扩大，尤其是对于体型较大的个体（正常左心室舒张期前后径可达 59mm，见表 2.1）。
- 左心室的运动是减弱（表 4.1）、正常还是增强（表 4.2）？对于运动员的心脏，运动稍减弱是正常现象（表 4.3）

表 4.2　导致左心室扩大且运动增强的疾病

瓣膜疾病
重度主动脉瓣反流
重度二尖瓣反流
主动脉瓣反流合并二尖瓣反流（程度均为中度及以上）
异常分流
动脉导管未闭
室间隔缺损
主动脉窦瘤破裂

表 4.3　运动员心脏的特点 [1]

左心室扩大，舒张期前后径可高达 70mm（男性）或 66mm（女性）
收缩功能正常，偶见整体运动稍减弱（LVEF 临界值）
左心室稍增厚，室间隔厚度通常小于等于 13mm
左心室舒张功能正常
右心室轻度扩大、右心室壁稍增厚

2　评估左心室总体情况

- 是否存在节段性室壁运动异常（提示缺血性病变）（见图 2.3，第 10 页）
- 是否出现左心室向心性肥厚（提示高血压）
- 是否存在双心室扩大（提示心肌病）
- 心肌病变是否为瓣膜疾病所致
- 是否存在以下特殊改变：
  - 不符合冠状动脉分布规律的室壁运动异常（例如：结节病性心肌病）（表 4.4）
  - 心内膜回声增强（例如：血色病）
  - 心尖部回声异常（需考虑：血栓形成、肥厚型心肌病或心肌致密化不全等）
  - 心肌回声异常（缺乏特异性，但需留意心肌淀粉样变）

表 4.4　结节病性心肌病的超声心动图表现[2]

局部室壁变薄，好发于基底段心肌
室壁瘤
偶见左心室整体收缩功能下降
局限性团块（可能累及乳头肌，导致二尖瓣反流）
心包积液

3　评估收缩功能及舒张功能

见第 11—17 页。

4　评估是否存在并发症

- 左心室血栓形成。
- 继发性二尖瓣反流（表 4.5）。
- 肺动脉高压。

表 4.5　左心室扩大、收缩功能下降时二尖瓣反流机制的鉴别

支持继发性二尖瓣反流
二尖瓣形态正常
二尖瓣闭合时呈"帐篷"样改变
既往的超声检查提示：左心室收缩功能减低，二尖瓣无反流或少量反流
支持原发性二尖瓣反流
二尖瓣形态异常，例如，风湿性改变或瓣膜脱垂
既往的超声检查提示：重度二尖瓣反流、左心室收缩增强

5　其他影像学检查

- 心脏磁共振扫描（CMR）[3, 4]：
  - 通过钆对比剂延迟强化的表现（延迟强化可分布在整层心肌、部分或整层心内膜下心肌、心外膜层心肌、心肌中层）鉴别心肌缺血及其他引起左心室扩大的病因
  - 评估缺血性心肌病的心肌存活情况

- 若超声心动图图像质量不理想，CMR 可更好地评价左心室形态、容积以及 EF

- 有助于心肌炎的诊断：用 T2 加权水肿像判断心肌炎症，用钆对比剂早期或延迟强化评价心肌病变程度

- 对巨细胞性心肌炎的诊断价值较高

- T2* 成像可定量检测血色病患者沉积于心肌中的铁

- 检测 Chagas 病的室壁瘤

- **计算机断层扫描（CT）冠状动脉造影**：尤其适用于左心室扩大的冠心病低危患者，排查是否存在冠心病。

- **冠状动脉造影**：尤其适用于左心室扩大的冠心病中危或高危患者，排查是否存在冠心病

- **正电子发射断层成像（PET）**：氟脱氧葡萄糖（FDG）与氨的不匹配可以用来判断心肌存活性。

 ## 需要注意避免的错误

- 切面斜切左心室，导致误报左心室扩大，尤其是采用 M 型超声测量时

- 对于体型较大的患者，心腔大小没有用体表面积校正，导致误报左心室扩大

- 将运动员心脏误诊为心肌病

- 将原发性二尖瓣反流引起的左心室扩大误诊为心肌病

左心室扩大：超声报告要点

1. 左心室大小、室壁厚度以及形态（包括肌小梁）
2. 左心室整体与节段性的收缩功能及舒张功能
3. 右心室大小与功能
4. 肺动脉压力
5. 二尖瓣反流情况：二尖瓣反流可引起左心室扩大，也可继发于左心室扩大
6. 是否存在左心室血栓

左心室肥厚

- 如果存在主动脉瓣狭窄或高血压，则左心室肥厚的原因相对明确。
- 有时，较难鉴别左心室肥厚是高血压病还是其他疾病（例如：运动员心脏、肥厚型心肌病或一些少见的疾病）所致（表 4.6）

表 4.6　左心室肥厚的病因 [5, 6]

常见原因
高血压
主动脉瓣狭窄
肥胖
运动员心脏（通常为轻度肥厚）
心肌病
肥厚型心肌病
浸润性心肌病（例如：淀粉样变）
糖原贮积症〔例如：糖原贮积症 II 型（Pompe 病）、糖原贮积症 III 型（Forbe 病）、Danon 病〕
溶酶体贮积症（例如：Fabry 病、Hurler 综合征）
并发肥厚型心肌病改变的综合征（例如：Friedreich 共济失调、Noonan 综合征，Leopard 综合征）

1　描述心肌肥厚的类型

- 对称性肥厚还是非对称性肥厚，是否也累及右心室（表 4.7）。
- 非对称性肥厚提示可能为肥厚型心肌病。描述肥厚心肌所在部位，例如：
    - 心尖部（图 4.1）
    - 仅累及室间隔
    - 室间隔与游离壁，未累及后壁
    - 仅累及主动脉瓣下。在老年人中这可能是正常现象，但也可能是高血压引起室壁增厚的初始表现。如果肥厚比较严重且出现在年轻人中，则需考虑肥厚型心肌病

表 4.7 心肌肥厚的类型

类型	代表性疾病
对称性	贮积病与浸润性疾病
非对称性	肥厚型心肌病
累及双心室	贮积病与浸润性疾病

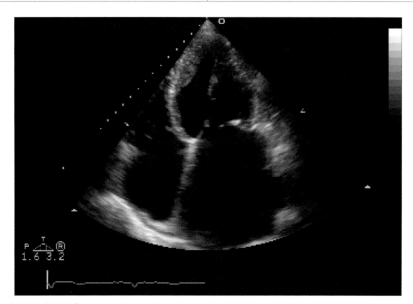

图 4.1 心尖肥厚型心肌病

2 如果心肌肥厚为非对称性，需全面测量室壁厚度

- 根据心肌肥厚的部位，选择最佳切面。通常在胸骨旁短轴切面测量基底段及中段心肌在前壁、侧壁、后壁及室间隔的最大厚度。
- 任意节段室壁厚度大于等于 30mm，是肥厚型心肌病患者猝死的高风险标志。

3 评估收缩功能及舒张功能

- 心肌显著肥厚伴收缩功能下降时，更可能是心肌淀粉样变，而非肥厚型心肌病。
- 肥厚型心肌病患者 EF 低于 50% 提示猝死风险较高。
- 与松弛减退或假性正常化的频谱相比，限制性充盈频谱更能提示诊断为心肌淀粉样变。

4 探查是否存在心尖部室壁瘤

- 心尖部室壁瘤在肥厚型心肌病中不常见，一旦出现提示猝死风险较高[7]。

- 若超声图像不佳，可能需超声造影或 CMR 进一步评估。

5　测量左心房大小

- 导致左心房扩大的病因较多（二尖瓣反流、左心室舒张功能异常、心房心肌病等）
- 左心房重度扩大（见第 135 页）是病情严重的表现，有研究指出其大小超过 $34ml/m^2$ 时预后较差 [8]。

6　评估瓣膜功能

检查是否存在以下情况。

- 二尖瓣前叶或腱索收缩期前向运动。
- 二尖瓣前叶前向运动时其反流偏向后方。
- 二尖瓣形态异常：
    - 肥厚型心肌病的二尖瓣前叶可能冗长
    - 二尖瓣前向运动时接触室间隔的部位增厚
    - 二尖瓣脱垂
    - 陈旧心内膜炎的改变（肥厚型心肌病为心内膜炎的危险因素）
- 主动脉瓣提前关闭（左室流出道梗阻所致）。
- 严重的主动脉瓣狭窄或主动脉瓣下隔膜也可导致左心室肥厚。

7　是否存在左室流出道血流加速

- 在心尖切面用连续多普勒测量。患者首次就诊时，静息状态及行 valsalva 动作后均应评估。检查体位方面，先仰卧位，然后坐位，如果都无法诱发压力阶差，可行站立位检查 [9]。
- 注意区分肥厚型心肌病二尖瓣装置收缩期前向运动引起的梗阻（峰值出现在收缩晚期）与固定性梗阻（峰值出现于收缩早期或中期，比如主动脉瓣狭窄）。
- 左室流出道峰值流速大于等于 2.7m/s（30mmHg），提示患者发生肥厚型心肌病相关的死亡（非猝死）风险较高 [10]。峰值流速大于等于 3.5m/s（50mmHg）时有手术指征。
- 对于有症状的患者，若静息状态下或激发试验中，左室流出道血流速度均低于 3.5m/s（小于 50mmHg），建议进一步行运动试验 [9, 11]，若运动试验中左室流出道血流加速至 3.5m/s 及以上，则有室间隔心肌切除的指征。

8 肥厚型心肌病 *vs.* 高血压性心脏病

- 心肌病的诊断需综合所有临床信息（表4.8）。
- 超声心动图不能独立诊断肥厚型心肌病，但可以给予提示。

9 肥厚型心肌病 *vs.* 运动员心脏

- 耐力或阻力训练通常会引起心腔扩大，但室壁增厚的程度较轻（≤ 13mm）（表4.9）。
- 与阻力训练相比较，耐力训练引起的心腔扩大更明显，但二者引起的室壁增厚程度相近[12]。

表4.8 支持肥厚型心肌病而非高血压性心脏病的特征

非对称性肥厚，以室间隔显著
心肌肥厚累及双心室（译者注3，详见第221页）
室间隔厚度大于等于15mm（高加索人种）或大于等于20mm（加勒比黑人人种）
二尖瓣前叶冗长
严重的二尖瓣前叶收缩期前移
左室流出道梗阻
重度舒张功能障碍
血压控制之后心脏病变未见好转
心电图表现为左心室高电压及T波改变

表4.9 支持肥厚型心肌病而非运动员心脏的特征[13]

左心室舒张期前后径小于45mm
左心房显著扩大
舒张功能障碍
患者为女性，或有肥厚型心肌病家族史
心电图异常
停止训练后心脏病变未见明显改善

10 肥厚型心肌病 *vs.* 贮积病或浸润性心肌病

任何类型的肥厚均可见于肥厚型心肌病，但表4.10中列举的特征更支持贮积病或浸润性心肌病。

表 4.10 支持贮积病（例如：Fabry 病）或浸润性心肌病（例如：淀粉样变）而非肥厚型心肌病的特征 [5]

左心室壁对称性肥厚
左心室壁运动减弱
左、右心室肥厚
心电图低电压（例如：心肌淀粉样变）
瓣膜增厚（见于 15% 的 Fabry 病）[14]

11 其他影像学检查

- CMR[3] 可用于：
  - 更全面地评估心肌肥厚，尤其是累及右心室或左心室心尖部时
  - 检出心尖部室壁瘤
  - 定量评价心肌纤维化程度
  - 心肌肥厚的鉴别诊断（心肌淀粉样变、Fabry 病等）

 需要注意避免的错误

- 将老年人正常的主动脉瓣下室间隔凸起增厚误诊为肥厚型心肌病
- 仅凭超声改变诊断肥厚型心肌病。肥厚型心肌病为临床诊断
- 将二尖瓣反流频谱误认为是左室流出道梗阻的频谱
- 漏诊导致左室流出道梗阻及左心室壁肥厚的非瓣膜性疾病：主动脉瓣下隔膜

左心室肥厚：超声报告要点

1. 心肌肥厚的部位（左、右心室均需评估）
2. 室壁厚度的准确测量
3. 左心室收缩和舒张功能
4. 是否存在二尖瓣收缩期前向运动及左室流出道梗阻
5. 是否存在提示死亡风险增加的超声指标（室间隔厚度大于等于 30mm、EF 降低、左室流出道血流速度大于等于 2.7m/s）

限制型心肌病

- 对于临床怀疑心力衰竭，但无明显左心室肥厚或心腔扩大的患者，需考虑限制型心肌病。其特征如下：
  - 左心室限制性充盈障碍
  - 左心室腔大小正常或轻度减小
  - 左心室收缩功能正常或轻度减低
- 病因包括浸润性疾病（例如：淀粉样变）、贮积病、心内膜疾病（例如：心内膜心肌纤维化、类癌综合征）以及遗传性心肌病或后天性心肌病变（例如：蒽环类药物所致）（表 4.11）。
- 该病重要的鉴别诊断之一为缩窄性心包炎（心包病变可能伴随心外膜下心肌受损，例如放疗所致的心包和心肌损害）。鉴别诊断要点见第 166 页。

表 4.11 限制型心肌病病因

病因	要点
心肌淀粉样变	见表 4.10
硬皮病	不常见，通常症状不明显。伴有皮肤增厚
放射性	瓣膜增厚。可合并缩窄性心包炎
类癌综合征	三尖瓣或肺动脉瓣增厚为其特征
血色病	心内膜回声增强
糖原贮积症	例如：Pompe 病
溶酶体贮积症	例如：Fabry 病
药物性	例如：蒽环类药物
心内膜心肌纤维化	见表 4.12
嗜酸性粒细胞增多引起的心内膜心肌疾病	见表 4.12
特发性	为排他性诊断

表 4.12 心内膜心肌纤维化的超声表现

左心室或右心室心尖部回声增强（图 4.2）
瓣下左心室壁或右心室壁增厚
二尖瓣或三尖瓣反流
左心室或者右心室血栓形成

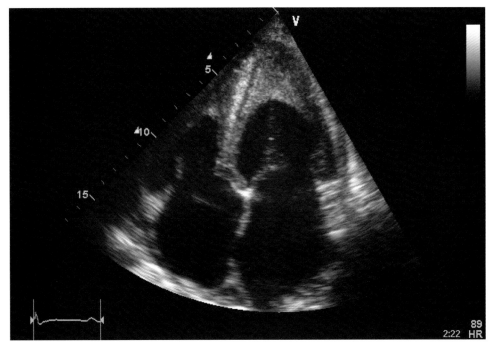

图 4.2 心内膜心肌纤维化

左心室、右心室心尖部均有血栓形成

其他影像学检查

- CMR：
    - T2* 成像可评估多次输血及血色病患者心肌中的铁含量
    - 在心肌淀粉样变患者，心肌及血池中可观察到异常分布的钆对比剂
- 99mTc-DPD 闪烁成像法：可用于检测心肌淀粉样变。

 需要注意避免的错误

- 误将限制性充盈与限制型心肌病相混淆。任何充盈压升高、心房至心室充盈血流快速停止的情况均为限制性充盈障碍。可见于限制型心肌病，也可见于心肌梗死、缩窄性心包炎等病变

 扫描二维码免费观看动态视频

图 4.2

限制型心肌病：超声报告要点

1. 左心室大小与收缩功能

2. 左心室舒张功能

3. 瓣膜形态与功能

4. 若怀疑缩窄性心包炎（见第 163—167 页），应评估：
   - 二尖瓣口及主动脉瓣口血流速度的呼吸变化率
   - 下腔静脉内径及其吸气塌陷率

心肌致密化不全

- 胎儿心脏在早期有大量的肌小梁，其后心肌逐渐致密化。如果这一过程被阻断或肌小梁新生都会导致心肌致密化不全。

- 新生肌小梁可见于其他心肌病（扩张型或肥厚型心肌病），或因生理性刺激引起（例如：运动训练），也可能为独立的疾病。

- 典型的临床表现为心力衰竭、室性心律失常或体循环栓塞。临床表现不典型的患者，可在家族筛查时得以诊断。

- 超声心动图显示明显增多（大于 3）的粗大肌小梁（图 4.3，表 4.13），需在报告中明确以下内容：
  - 大约可见多少肌小梁（小于 3、3 ~ 5，或者更多）（译者注 4，详见第 221 页）
  - 描述肌小梁的部位（心尖部、下壁或侧壁）
  - 彩色多普勒显示血流进入隐窝的基底部（可行左心超声造影进一步评估）
  - 根据常用的 Jenni 诊断标准[15]，肌小梁长度与致密心肌厚度的比值大于 2 时即可诊断
  - 隐窝中是否存在血栓

- 左心室收缩功能常减低。

- 检查是否存在其他先天性心脏病。

- 肌小梁增多[16]的鉴别诊断有：
  - 运动训练所致，尤其是加勒比黑人人种
  - 正常的肌小梁
  - 肥厚型心肌病的肌小梁
  - 扩张型或围生期心肌病的肌小梁
  - 假腱索

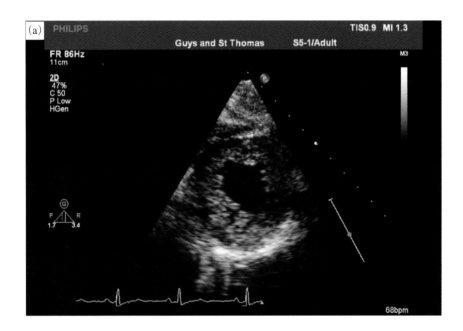

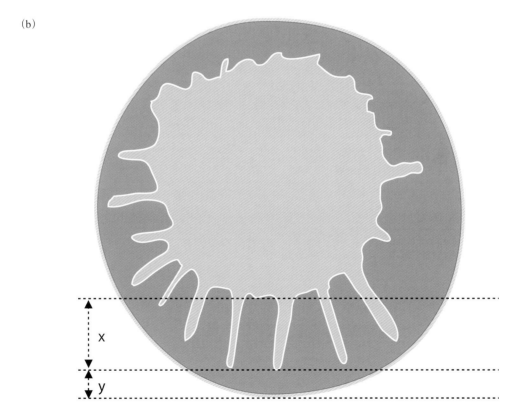

图 4.3 心肌致密化不全

(a) 胸骨旁短轴切面显示后壁的肌小梁增多；(b) 以示意图加以说明。在短轴切面测量收缩末期肌小梁的长度及对应的正常心肌厚度，Jenni 诊断标准[15] 为肌小梁长度：对应室壁厚度（x：y）大于 2

表 4.13 孤立性心肌致密化不全的特征 [15, 17]

主要特征
3 个以上粗大肌小梁（通常位于心尖部、下壁中段或游离壁），伴有肌小梁间深隐窝（可通过彩色多普勒明确）
胸骨旁短轴切面收缩末期非致密化心肌（肌小梁）与相对应的致密化心肌厚度比值大于 2（图 4.3）
排除压力负荷过重的疾病（例如：左室流出道梗阻）
次要特征
受累节段心肌运动减弱
未受累节段心肌扩大、运动减弱，以左心室基底段心肌为著
心电图异常（左束支传导阻滞、R 波递增不良、病理性 Q 波）

致心律失常型右室心肌病 / 发育不良

- 致心律失常型右室心肌病 / 发育不良（ARVC/D）的诊断需结合病理特点、影像学检查（超声心动图与 CMR）、心电图除极复极异常、心律失常表现以及家族史。
- 超声心动图诊断标准为右心室壁局部运动消失、矛盾运动（注：运动减弱不能作为诊断标准）或室壁瘤形成（图 4.4），以及右心室扩大（表 4.14，图 4.5）。
- 指南 [18] 采用面积变化分数作为右心室收缩功能的定量评估指标。
- 左心室受累较常见（有时受累程度可能比右心室更严重）。
- 右心室扩大伴运动减弱的鉴别诊断有：
  - 右心室心肌梗死
  - 局限于右心室的扩张型心肌病
  - 肺动脉高压
  - ARVC/ D

表 4.14 ARVC/D 关于右心室扩大及面积变化分数的超声心动图诊断标准 [18]

主要标准	
胸骨旁长轴右室流出道内径	≥ 32mm（≥ 19mm/m²）
胸骨旁短轴右室流出道内径	≥ 36mm（≥ 21mm/m²）
右心室面积变化分数*	≤ 33%

续表

次要标准	
胸骨旁长轴右室流出道内径	≥ 29mm（≥ 16 ≤ 18mm/m²）
胸骨旁短轴右室流出道内径	≥ 32mm（≥ 18 ≤ 20mm/m²）
右心室面积变化分数	≤ 40%

注：*在四腔心切面沿右心室心内膜面描记，分别测量右心室舒张期与收缩期的面积。将舒张期右心室面积减去收缩期右心室面积，再除以舒张期右心室面积，最后乘以100%，以百分数的形式表示结果。

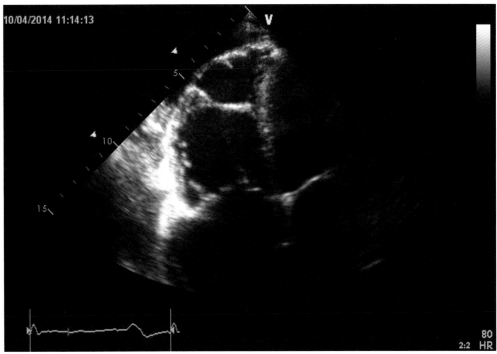

图 4.4 致心律失常型右室心肌病 / 发育不良

图为右心室扩大的心尖四腔心切面，局部放大可显露心尖部的室壁瘤

其他影像学检查

- CMR：
  - 心肌致密化不全：心脏超声图像质量不佳的情况下，CMR 检查尤其有价值。舒张末期非致密化心肌与致密化心肌的厚度比值大于 2.3，可以做出诊断。
  - ARVC/D：CMR 用于评价右心室的大小与功能，还可检出隐匿的左心室受累。

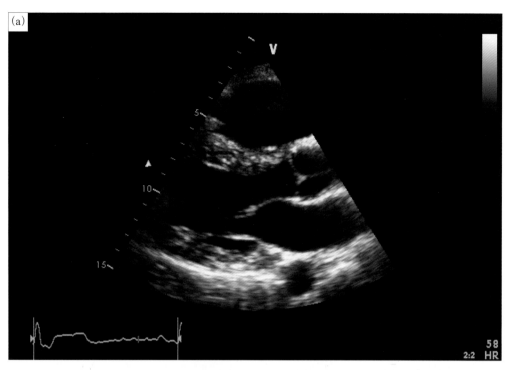

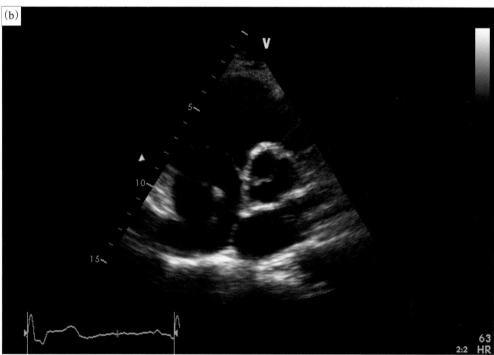

图 4.5 致心律失常型右室心肌病 / 发育不良

（a）胸骨旁长轴切面显示右室流出道扩张，内径达 44mm；（b）胸骨旁短轴切面显示右室流出道内径达 37mm

心肌致密化不全及 ARVC/D：超声报告要点

心肌致密化不全

1. 肌小梁的数量

2. 肌小梁的部位

3. 肌小梁长度与致密化心肌厚度之比

4. 左心室收缩和舒张功能

5. 排除其他先天性疾病

6. 并发症，例如：血栓形成、二尖瓣反流

ARVC/D

1. 是否存在右心室壁的局部运动消失、矛盾运动或室壁瘤形成

2. 右心室大小

3. 右心室面积变化分数

4. 排除肺动脉高压及其他导致右心室扩大的疾病（见表 5.2，第 46 页）

5. 左心室大小与收缩功能

（王　雨　林琼雯　译　　费洪文　校）

参考文献

[1] Fagard R. Athlete's heart. *Heart* 2003;89(12):1455–1461.

[2] Doughan AR, Williams BR. Cardiac sarcoidosis. *Heart* 2006;92(2):282–288.

[3] To ACY, Dhillon A, Desai MY. Cardiac magnetic resonance in hypertrophic cardiomyopathy. *JACC Cardiovasc Imaging* 2011;4:1123–1137.

[4] Marques JS, Pinto FJ. Clinical use of multimodality imaging in the assessment of dilated cardiomyopathy. *Heart* 2015;101:562–572.

[5] Elliott P, Andersson B, Arbustini E et al. Classification of the cardiomyopathies: a position statement from the European Society of Cardiology Working Group on Cardiomyopathies, Myocardial and Pericardial Diseases. *Eur Heart J* 2008;29:270–276.

[6] Schunkert H. Echocardiographic and hemodynamic data in obese patients. *Heart Metab* 2002;17:15–20.

[7] Maron MS, Finley JJ, Bos JM et al. Prevalence, clinical significance, and natural history of left ventricular apical aneurysms in hypertrophic cardiomyopathy. *Circulation* 2008;118:1541–1549.

[8] Yang H, Woo A, Monakier D et al. Enlarged left atrial volume in hypertrophic cardiomyopathy: a marker for disease severity. *J Am Soc Echocardiogr* 2005;18:1074–1082.

[9]   Elliott PM, Anastasakis A, Borger MA et al. 2014 ESC guidelines on diagnosis and management of hypertrophic cardiomyopathy. *Eur Heart J* 2014;35:2733–2779.

[10]   Maron MS, Olivotto I, Betocchi S et al. Effect of left ventricular outflow tract obstruction on clinical outcome in hypertrophic cardiomyopathy. *N Engl J Med* 2003;348:295–303.

[11]   Nagueh SF, Bierig SM, Budoff MJ et al. American Society of Echocardiography recommendations for multimodality cardiovascular imaging of patients with hypertrophic cardiomyopathy. *J Am Soc Echocardiogr* 2011;24:473–498.

[12]   Utomi V, Oxborough D, Whyte GP et al. Systematic review and meta-analysis of training mode, imaging modality and body size influences on the morphology and function of the male athlete's heart. *Heart* 2013;99:1727–1733.

[13]   Maron BJ. Distinguishing hypertrophic cardiomyopathy from athlete's heart: a clinical problem of increasing magnitude and significance. *Heart* 2005;91(11):1380–1382.

[14]   Linhart A, Kampmann C, Zamorano JL et al. Cardiac manifestations of Andersen-Fabry disease: results from the International Fabry outcome survey. *Eur Heart J* 2007;28:1228–1235.

[15]   Jenni R, Oechslin E, Schneider J, Attenhofer JC, Kaufmann PA. Echocardiographic and pathoanatomical characteristics of isolated left ventricular non-compaction: a step towards classification as a distinct cardiomyopathy. *Heart* 2001;86(6):666–671.

[16]   Stollberger C, Finsterer J. Pitfalls in the diagnosis of left ventricular hypertrabeculation/ non-compaction. *Postgrad Med J* 2006;82:679–683.

[17]   Almeida AG, Pinto FJ. Non-compaction cardiomyopathy. *Heart* 2013;99:1535–1542.

[18]   Marcus FI, McKenna WJ, Sherill D et al. Diagnosis of arrhythmogenic right ventricular cardiomyopathy/dysplasia. Proposed modifications of the Task Force criteria. *Circulation* 2010;121:1533–1541.

第五章　右心室

对右心室大小进行初步评估是完整的超声心动图检查的基本要求。如果存在以下的情况，则需要更详细的评估。

- 初诊提示右心室扩大。
- 先天性心脏病。
- 严重的左心瓣膜疾病。
- 右心瓣膜疾病。
- 疑诊右室心肌病。
- 肺动脉高压。
- 疑诊肺栓塞。
- 慢性肺部疾病。
- 心脏移植。

1　右心室是否扩大

- 采用恰当的切面。
- 如果心尖四腔心切面上右心室与正常左心室大小相当，甚至更大，则考虑右心室明显扩大。
- 右心室扩大时，需测量 3 个内径，如图 5.1 所示。其正常值范围见表 5.1。

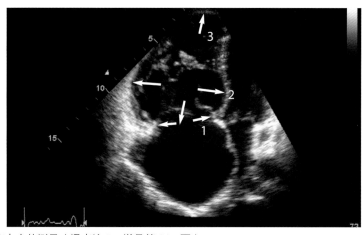

图 5.1　右心室大小的测量（译者注 5，详见第 221 页）

1—瓣环水平内径；2—最大横径；3—基底部至心尖部的长度。图为致心律失常型右室心肌病患者的四腔心切面，重点显示右心室

表 5.1　右心室舒张期内径的正常上限值（mm）[1]

右心室内径	舒张期测值
基底部（RVD1）	42
中段（RVD2）	35
基底部至心尖部的长度（RVD3）	86

2　若右心室扩大，右心室壁运动是活跃还是减弱

- 如果右心室壁运动活跃，右心扩大的病因可能为左向右分流、三尖瓣反流或肺动脉瓣反流（表 5.2）。
- 如果右心室壁运动减弱，右心扩大的病因可能为肺动脉高压、心肌梗死或心肌病（表 5.2）。
- 观察右心室壁是否存在局部运动异常时，也需同时观察左心室下壁的运动。因为约 1/3 的下壁心肌梗死同时合并右心室心肌梗死。

表 5.2　右心室扩大的原因

右心室壁运动活跃
右心室前水平的左向右分流（例如：房间隔缺损）
三尖瓣反流或肺动脉瓣反流
右心室壁运动减弱
肺动脉高压，尤其是急性肺栓塞
右心室心肌梗死
右室心肌病
肺动脉瓣疾病或三尖瓣反流的终末期

3　评估长轴方向的收缩功能

- 三尖瓣瓣环收缩期位移（TAPSE）：在局部放大的四腔心切面，将 M 型取样线置于右室游离壁三尖瓣瓣环处。测量 M 型曲线最高点与最低点之间的垂直距离（图 5.2）。右心室收缩功能下降的阈值为 16mm[1]。
- 组织多普勒（TDI）：在四腔心切面，将脉冲多普勒取样线置于右室游离壁三尖瓣瓣环处，取样线与瓣环运动方向尽量平行。测量其收缩期峰值速度（S峰），低于 10cm/s[1] 为异常（表 5.3）。

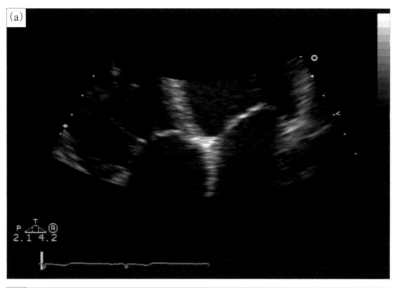

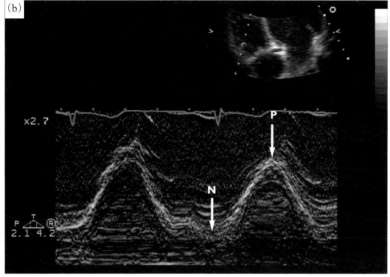

图 5.2　三尖瓣瓣环收缩期位移

M 型取样线的放置位置及所获取的图像；位移值为最低点（N）与最高点（P）之间的距离

表 5.3　右心室功能异常的阈值[1]

测量指标	阈值
TAPSE（mm）	< 16
三尖瓣瓣环收缩期运动速度（cm/s）	< 10
心肌做功指数（MPI）*	< 0.55
右心室 dP/dt（mmHg/s）#	< 400

注：*心肌做功指数也称为 Tei 指数；#在三尖瓣反流频谱上测量血流速度自 1m/s 升至 2m/s 的时间间隔，然后除以 12。注意这与通过二尖瓣反流频谱测量左心室 dP/dt 计算方法不同。此指标不推荐常规测量，但在对右心室功能存在分歧的情况下有应用价值。

4 是否存在右心室肥厚

- 右心室肥厚定义为其游离壁厚度超过 5mm。推荐在剑突下切面于三尖瓣前叶瓣尖水平测量。右心室肥厚见于以下情况：
  - 艾森曼格综合征
  - 肺动脉狭窄
  - 贮积病
  - 心肌淀粉样变
  - 肥厚型心肌病

5 是否存在左心疾病

肺动脉高压合并右心室扩大时，需要排除相关的左心疾病，比如：重度二尖瓣狭窄，终末期的主动脉瓣狭窄及二尖瓣反流，以及严重的左心室功能不全等。

6 是否存在右心室前水平的分流

- 如果右心室扩大且室壁运动活跃，但未发现明显的房间隔缺损，可注射振荡生理盐水。若右心房内出现因左向右分流所致的负性显影，或左心房内出现右向左分流来的"气泡"，则提示存在房间隔缺损。
- 另外，可考虑经食管超声心动图（TOE 或 TEE）检查，尤其是怀疑静脉窦型房间隔缺损或部分型肺静脉异位引流时。（译者注 6，详见第 221 页）

7 是否存在三尖瓣反流、肺动脉瓣反流

见第 91 及第 98 页。

8 估测肺动脉压力

见第 50—51 页。

9 其他影像学检查

CMR 是测量右心室容积的金标准，用于重度肺动脉瓣反流患者的密切随诊，可以指导干预时机。

需要注意避免的错误

- 在心尖切面测量右心室大小时，探头需对准右心室使其位于图像的中心。避免将探头置于高位肋间进行扫查，这样会高估右心室横径
- 测量右心室壁厚度时勿包括脂肪组织
- 勿用彩色编码的组织多普勒测量三尖瓣瓣环运动速度，因为其测值较脉冲组织多普勒低，且目前无明确的正常参考值范围

 右心室：超声报告要点

1. 右心室大小与收缩功能
2. 肺动脉压力
3. 右心瓣膜疾病
4. 异常分流的证据
5. 左心疾病

（王　雨　林琼雯　**译**　　费洪文　**校**）

参考文献

[1] Rudski L, Lai W, Afilalo J et al. Guidelines for the echocardiographic assessment of the right heart in adults: a report from the American Society of Echocardiography. *J Am Soc Echocardiogr* 2010; 23:685–713.

第六章　肺动脉压力与肺动脉高压

1　估测右心房压力

- 根据剑突下切面测量的下腔静脉内径及其对吸气的反应进行估测（表 6.1）。
  - 下腔静脉内径应在距右心房开口 0.5 ~ 3.0cm、靠近肝静脉汇合处测量。在呼气末期测量其最大内径。
  - 在吸气时测量下腔静脉的最小内径，此时应注意使切面切过下腔静脉中央。否则将高估下腔静脉对吸气的反应。
  - 在危急重症患者，剑突下切面探查不理想时，可用腋中线右前斜切面代替[1]。
- 上述对右心房压力的半定量估测方法有一定误差。当估测的压力值处于表 6.1 中的正常值及高压力区间时，相对而言误差较小。
- 而在表 6.1 中间部分（即中等压力组），下腔静脉内径与吸气塌陷率两个指标的变化指向不同，此时的估值误差可能较大，需要结合二级指标（表 6.2）进行评估。
  - 下腔静脉内径小于等于 2.1cm、塌陷率小于 50%：存在二级指标时，可考虑将压力估测值上调至高压力组
  - 不存在二级指标时，可以考虑下调至正常值组
  - 下腔静脉内径大于 2.1cm、塌陷率超过 50%：存在二级指标时，可仍归入中等压力组

表 6.1　右心房压力的估测 [2]*

	正常值 0 ~ 5mmHg （平均 3mmHg）	中等压力 5 ~ 10mmHg （平均 8mmHg）		高压力 10 ~ 20mmHg （平均 15mmHg）
下腔静脉内径	≤ 2.1cm	≤ 2.1cm	> 2.1cm	> 2.1cm
吸气时塌陷率	> 50%	< 50%	> 50%	< 50%

注：* 可以用区间值表达，也可采用平均值。

表 6.2　右心房压力的估值位于中等压力组时，可用的二级指标

右心限制性充盈频谱（三尖瓣 E/A 值大于 2.1，E 峰减速时间小于 120ms）
三尖瓣 E/E′ 值大于 6
肝静脉舒张期血流量超过收缩期血流量
右心房扩大，但无三尖瓣反流、心房颤动等明显病因
整个心动周期房间隔均偏向左侧

2　估测肺动脉收缩压

- 测量三尖瓣反流速度 V_{max}。如果反流速有波动，选择最高值。根据反流速得出跨瓣压差（$4V^2$）。
- 估测右心房压力（表 6.1，表 6.2）。
- 三尖瓣反流压差与右心房压力之和即为右心室收缩压。在无肺动脉瓣狭窄及右室流出道梗阻时，肺动脉收缩压等于右心室收缩压。

3　估测肺动脉舒张压

- 测量舒张末期肺动脉瓣反流速度 V（图 6.1），估测压差（$4V^2$）。
- 估测右心房压力（表 6.1，表 6.2）。
- 两者之和为肺动脉舒张压。

4　估测肺动脉平均压（如果需要）

- 尚没有业界公认的测量方法，建议采用多种方法估测[3, 4]：
  - 1/3 肺动脉收缩压 +2/3 肺动脉舒张压
  - 4×肺动脉瓣反流 V_{max}^2+ 右心房压力

5　三尖瓣反流压差测量不清时，肺动脉高压的检测

- 肺动脉高压最终需右心导管检查来确诊，心导管检查还可以测量肺血管阻力。
- 如果三尖瓣反流信号微弱，可使用超声造影增强其信号。
- 另外，肺动脉收缩期血流频谱也可提示肺动脉收缩压升高与否（图 6.2）：
  - 将脉冲多普勒取样容积置于主肺动脉或肺动脉瓣环中央，注意勿靠近动脉管壁以免频谱失真
  - 测量频谱的达峰时间
  - 达峰时间超过 105ms 可排除肺动脉高压[5]，而达峰时间低于 80ms 则高

度怀疑肺动脉高压。但这一方法并不能估测肺动脉压力值

- 肺动脉瓣反流频谱可用来估测肺动脉舒张压或平均压（图 6.1）。
- 其他肺动脉高压的征象见表 6.3。

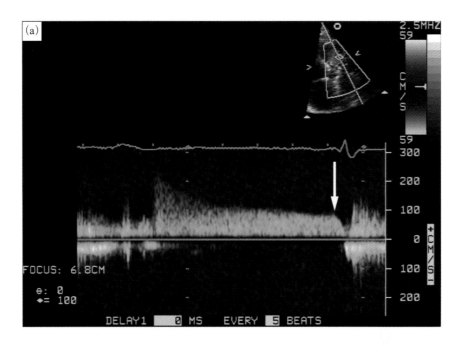

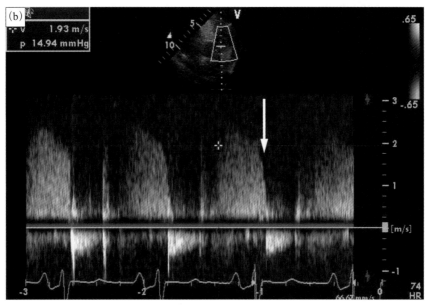

图 6.1　肺动脉瓣反流频谱

通过连续多普勒频谱可测量舒张末期肺动脉瓣反流压差（箭头所指），再加上右心房压力估测值即可得出肺动脉舒张压。(a) 正常肺动脉压力的频谱；(b) 肺动脉高压的频谱

表 6.3　肺动脉高压的征象 [2]

三尖瓣反流 V_{max} 大于 2.8 ~ 2.9m/s*
估测的肺动脉收缩压大于 35mmHg
肺动脉前向血流达峰时间小于 105ms（如小于 80ms 则更具特异性）
三尖瓣瓣环收缩期位移（TAPSE）小于 16mm#
三尖瓣瓣环脉冲组织多普勒收缩期峰值小于 10cm/s#
三尖瓣瓣环彩色组织多普勒收缩期峰值小于 6cm/s#
舒张早期或末期肺动脉瓣反流速度升高

注：*不存在明确的临界值，需综合考虑；#假设无右心室心肌梗死或右室心肌病。

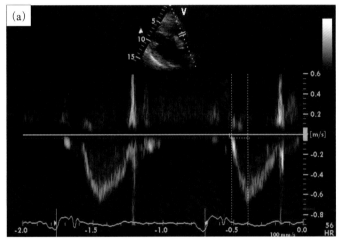

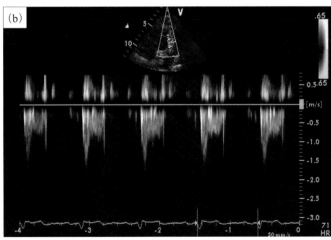

图 6.2　肺动脉血流频谱

（a）正常肺动脉压力的频谱，达峰时间 120ms；（b）肺动脉高压的频谱，达峰时间缩短，峰值前移，下降支顿挫

6 评估右心室大小与收缩功能

见第45—47页。收缩期室间隔向左侧偏移导致左心室短轴呈"D"形改变，提示可能存在肺动脉高压。

7 评估三尖瓣反流的程度

见第92页。

8 寻找肺动脉高压的病因

- 超声心动图可检测出引起肺动脉高压的心血管疾病（表6.4）。
- 超声心动图对其他病因也能提供一定线索。例如，瓣膜增厚及反流可能与系统性红斑狼疮、抗磷脂综合征、减肥药物等有关，主动脉扩张可能由类风湿关节炎等引起。

表6.4　超声心动图可检测的引起肺动脉高压的心血管疾病 [6]

肺静脉高压
瓣膜疾病 • 二尖瓣疾病（狭窄病变较反流病变更易引起肺动脉高压） • 重度主动脉瓣狭窄（至少25%的患者合并肺动脉高压）
严重的左心室功能不全 • 心肌病 • 左心室功能衰竭（任何原因所致）
无分流型先天性心脏病 • 主动脉缩窄 • 主动脉瓣下或瓣上狭窄
缩窄性心包炎
左心房血流梗阻 • 黏液瘤 • 三房心
肺静脉狭窄 • 先天性肺静脉狭窄 • 纵隔病变压迫（纤维化、肿瘤）

续表

左向右分流型先天性心脏病
房间隔缺损
室间隔缺损
动脉导管未闭
主动脉窦瘤破裂
主 – 肺动脉窗

 需要注意避免的错误

- 肺动脉压力随着年龄与体重的增长而增加。老年人或肥胖患者正常情况下肺动脉收缩压可达 35 ~ 40mmHg[7]。
- 持续机械通气尤其使用高呼气末正压时，不能通过下腔静脉内径及其吸气塌陷率来评估右房压。此时应直接置管测量中心静脉压。

肺动脉高压：超声报告要点

1. 直接估测肺动脉压力，或者根据肺动脉血流达峰时间以及其他间接指标判断是否存在肺动脉高压（表 6.3）
2. 右心室的大小与收缩功能
3. 三尖瓣反流程度
4. 肺动脉高压的病因

（王　雨　林琼雯　译　　钟新波　校）

参考文献

[1] Saul T, Lewiss RE, Langsfeld A, Radeos MS, Del Rios M. Inter-rater reliability of sonographic measurements of the inferior vena cava. *J Emerg Med* 2012;42:600–605.

[2] Rudski L, Lai W, Afilalo J et al. Guidelines for the echocardiographic assessment of the right heart in adults: a report from the American Society of Echocardiography. *J Am Soc Echocardiogr* 2010;23:685–713.

[3] Masuyama T, Kodama K, Kitabatake A et al. Continuous wave Doppler echocardiographic detection of pulmonary regurgitation and its application to noninvasive estimation of pulmonary artery pressure. *Circulation* 1986;74:484–492.

[4]　Abbas AE, Fortuin FD, Schiller NB et al. Echocardiographic determination of mean pulmonary artery pressure. *Am J Cardiol* 2003;92:1373–1376.

[5]　Kosturakis D, Goldberg SJ, Allen HD, Loeber C. Doppler echocardiographic prediction of pulmonary arterial hypertension in congenital heart disease. *Am J Cardiol* 1984;53:1110–1115.

[6]　McLaughlin VV, Atcher SL, Badesch DB et al. ACCF/AHA 2009 expert consensus document on pulmonary hypertension. *J Am Coll Cardiol* 2009;53:1573–1619.

[7]　McQuillan B, Picard M, Leavitt M, Weyman A. Clinical correlates and reference intervals for pulmonary artery systolic pressure among echocardiographically normal subjects. *Circulation* 2001;104:2797–2802.

第七章　主动脉瓣疾病

7

主动脉瓣狭窄

1　主动脉瓣与主动脉的形态

● 详细描述瓣膜情况。仔细观察瓣叶的数量、瓣叶增厚的部位及瓣叶的活动情况，必要时可使用局部放大模式进一步观察。以上信息可提示病因（表 7.1）。二叶主动脉瓣的瓣叶形态可能仅在收缩期可以识别（图 7.1）

表 7.1　主动脉瓣狭窄病因诊断的线索

	收缩期呈"穹窿"样	瓣叶闭合线	伴随改变
钙化病变	无	位于中央	二尖瓣瓣环或主动脉钙化
二叶瓣	有	偏于一边	升主动脉扩张、主动脉缩窄
风湿性	有	位于中央	二尖瓣风湿性改变

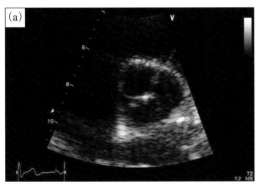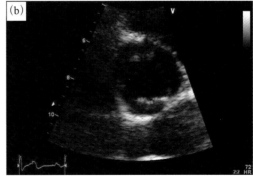

图 7.1　收缩期与舒张期的二叶主动脉瓣

（a）如果瓣叶只是部分融合，没有明显的嵴，则在舒张期看起来更像是三叶瓣；（b）只有在收缩期瓣叶开放时，才可以观察到部分瓣叶融合。融合可能只累及近交界处的一小部分瓣叶

扫描二维码免费观看动态视频

图 7.1

- 如果是二叶主动脉瓣，需要描述以下内容：
  - 是解剖二叶瓣，还是功能二叶瓣（瓣叶部分或完全融合、中间形成嵴）
  - 融合的模式是什么。左冠瓣与右冠瓣的融合最常见，且更可能合并主动脉扩张与缩窄[1]（图 7.2）
  - 瓣叶是增厚、活动受限，还是菲薄、活动正常。瓣叶增厚及活动受限预示病情可能较快进展至需手术治疗[2]。
- 多部位测量主动脉内径（见第 127—129 页）：
  - 二叶主动脉瓣的窦部、窦管交界、升主动脉均可能扩张
  - 若在高于胸骨旁切面的平面依然无法充分显示升主动脉，可考虑进一步行 CMR 或 CT 检查
  - 如果主动脉内径达 45mm，在主动脉瓣手术同期可行主动脉置换
  - 约 5% 的二叶主动脉瓣合并主动脉缩窄

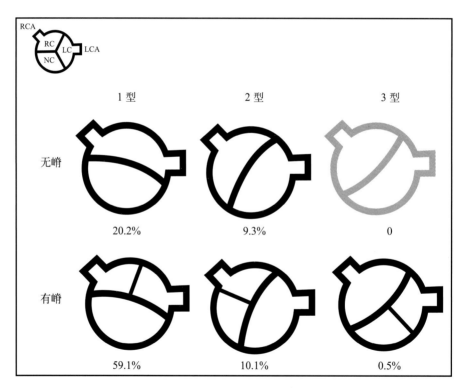

图 7.2　二叶主动脉瓣的瓣叶融合模式

RCA—右冠状动脉；LCA—左冠状动脉；LC—左冠瓣；NC—无冠瓣；RC—右冠瓣

（经 BMJ 出版集团允许引自：Schaefer BM，et al. The bicuspid aortic valve: an integrated phenotypic classification of leaflet morphology and aortic root shape.*Heart* 2008; 94(12):1634–1638.）

2　多普勒测量

- 最基本的测值 [3] 包括峰值流速 V_{max}、平均跨瓣压差及通过连续方程计算出的有效瓣口面积（EOA）（附录 4，A4.2 章节）。
- 主动脉瓣口流速通常需要多切面、多角度测量，其中心尖切面为基本切面，其他切面包括胸骨上窝及右侧胸骨旁切面。也可仅在心尖切面测量，前提是主动脉瓣病变较轻，其表现如下：
  - 瓣叶活动尚可
  - 瓣口血流速度低（V_{max} 小于 3.0m/s）
  - LVEF 正常

3　评估狭窄的严重程度

- 若主动脉瓣叶增厚、V_{max} 小于 2.5m/s 且 LVEF 正常，则诊断为：主动脉瓣增厚、未见狭窄。
- 若 V_{max} 大于等于 2.5m/s，且其他各项指标指向一致时，则根据表 7.2 进行分级；若各指标间存在分歧，解决方法参见下述 3.1、3.2 的内容。

表 7.2　主动脉瓣狭窄程度分级：主要标准 [3]

	轻度	中度	重度
跨主动脉瓣 V_{max}（m/s）	2.6 ~ 2.9	3.0 ~ 4.0	> 4.0
峰值压差（mmHg）	< 40	40 ~ 65	> 65
平均压差（mmHg）	< 20	20 ~ 40	> 40
EOA（cm^2）	> 1.5	1.0 ~ 1.5	< 1.0

3.1　如果 V_{max}（大于 4.0m/s）提示重度狭窄，而 EOA（大于 1.0cm^2）提示中度狭窄

THINK!

可能原因如下。

- 主动脉瓣反流或高动力循环（甲亢、贫血、焦虑）所致 V_{max} 增快。
- 测量有误（脉冲多普勒取样位置离主动脉瓣过近或高估左室流出道内径）。

解决方法如下。

- **检查测量方法**：脉冲多普勒取样位置是否离主动脉瓣太近，左室流出道内径是否测量有误。
- **采用无量纲指标**（表 7.3）：如果左室流出道内径测量值不可信，可以考虑采

用无量纲指标评价瓣膜狭窄程度。计算方式为：$VTI_{瓣下}/VTI_{瓣口}$。在实际工作中较常用 $V_{max 瓣下}/V_{max 瓣口}$。

- **再次观察瓣叶形态**：观察钙化程度与活动度，如果瓣叶严重钙化、固定不动，提示狭窄为重度，如果瓣尖活动尚可，提示狭窄为中度。

- **观察连续多普勒频谱形态**[3]（图 7.3，表 7.3）："匕首"形提示中度狭窄，"拱形"提示重度狭窄。

- **用体表面积校正 EOA**（表 7.3）：如果患者体型较大，在用体表面积校正后，原来的中度狭窄可能变为重度狭窄。

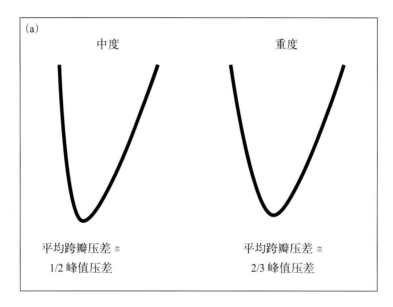

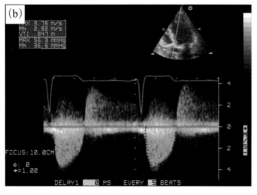
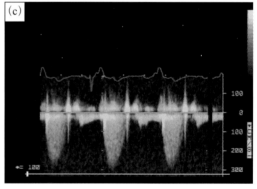

图 7.3　连续多普勒频谱形态

（a）左图：中度主动脉瓣狭窄，血流达峰时间相对较短，形成"匕首"状频谱，平均跨瓣压差约为峰值压差的一半；右图：重度主动脉瓣狭窄，射血时间延长且达峰时间延长，形成"拱形"频谱，平均跨瓣压差约为峰值压差的2/3。如果平均跨瓣压差与峰值压差的比值大于1.7，则狭窄程度为中度；如果比值小于1.5，则为重度。（b）中度狭窄的频谱。（c）重度狭窄的频谱

3.2　如果 V_{max}（小于 4.0m/s）提示中度狭窄，而 EOA（小于 1.0cm^2）提示重度狭窄

可能原因如下。

- 狭窄程度分级的截点相对比较主观，EOA 0.8 ～ 1.0cm^2 实际上可能为中度狭窄，尤其是体型较小的患者[4]。
- EOA 受体表面积的影响较大。如果患者体型较小，在用体表面积校正后，原来的重度狭窄可能变为中度狭窄。
- 瓣口确实为重度狭窄，但通过主动脉瓣口的血流减少的话，V_{max} 就比较低。
- 数据测量有误。

表 7.3　主动脉瓣狭窄程度分级：其他标准

	轻度	中度	重度
频谱形态（图 7.3）	匕首形	匕首形	拱形
校正后的 EOA（cm²/m²）	> 0.85	0.60 ～ 0.85	< 0.60
无量纲指标	> 0.50	0.25 ～ 0.50	< 0.25

解决方法如下。

- **检查测量是否有误**：最可能出现的错误是脉冲多普勒取样位置偏向左心室心尖部，或低估左室流出道内径（可对比既往测值）。
- **再次观察瓣叶形态**：观察钙化程度与活动度，如果瓣叶严重钙化、固定不动，提示狭窄为重度，如果瓣尖活动尚可，提示狭窄为中度。
- **观察连续多普勒频谱形态**[3]（图 7.3，表 7.3）："匕首"形提示中度狭窄，"拱形"提示重度狭窄。
- 对于体型较小的患者，用体表面积进行校正。

3.3　低流量、低压差的重度主动脉瓣狭窄

这一类型常见于以下情况。

- LVEF 较低。
- 左心室重度肥厚伴左心室腔狭小，此时即使 EF 正常甚至增高，但每搏输出量较少，导致收缩期血流速度降低。这就是所谓的"反常的低流量低压差主动脉瓣狭窄"。
- 合并重度二尖瓣狭窄或反流。

低流量、低压差的重度主动脉瓣狭窄的定义如下：平均压差小于 40mmHg、EOA

小于 1.0cm2 且符合以下任意一项条件（其中只有第三项直接描述血流）。

- LVEF 小于 40%。
- 每搏输出量指数小于 35ml/m^2（见附录 4，A4.4 章节）。
- 左室流出道血流量小于 200ml/s（见附录 4，A4.5 章节）。

3.4 多巴酚丁胺负荷超声心动图检查指征

- 如果患者平均压差小于等于 30 ~ 40mmHg 且 LVEF 小于等于 40%，可考虑进行此检查，以判断主动脉瓣狭窄的真实状态。
- 下列情况时一般不进行该项检查：
  - 平均压差大于 40mmHg（平均压差大于 30mmHg 时，通常也无指征）
  - 左心室腔狭小且 EF 正常
- 由于存在心律失常的风险，负荷试验需全程监测。
  - 先给予 5μg/(kg·min) 多巴酚丁胺，然后递增至 10μg/(kg·min)〔有时可能增至 20μg/(kg·min)，尤其是在之前服用过 β 受体阻滞剂的情况下〕
  - 如果主动脉瓣下速度时间积分增高大于 20%，或心率增快，则停止给药
  - 评估主动脉瓣狭窄程度以及左心室收缩功能储备情况（表 7.4）。如果主动脉瓣下速度时间积分增高幅度小于 20%，可计算血流量的变化（见附录 4，A4.5 章节）
  - 如果左心室缺乏收缩功能储备，外科主动脉瓣置换术的风险较高 [5]

表 7.4　负荷超声心动图在低流量主动脉瓣狭窄中的应用 [3]

重度主动脉瓣狭窄的诊断标准
负荷检查中，任何时段平均压差大于 40mmHg 且 EOA 小于 1.0cm^2
左心室存在收缩功能储备的诊断标准
主动脉瓣下速度时间积分（或 EF，或血流量）增高大于 20%

4　其他情况

- 评估主动脉瓣反流情况（见第 65—69 页）。
- 评估其他瓣膜。重度主动脉瓣狭窄患者如果出现左心室扩大，可能引起继发性（功能性）二尖瓣反流。当合并以下情况可能需同期进行二尖瓣手术：
  - 二尖瓣结构异常（例如：脱垂）
  - 中度以上的继发性二尖瓣反流
- 估测肺动脉压力。肺动脉高压很常见，提示预后不良，尤其是对于保守治疗

的重度主动脉瓣狭窄 [6]。

- 左室流出道心肌肥厚可能引起以下后果：
  - 主动脉瓣口血流增快
  - 影响经导管主动脉瓣置换术（TAVI）（见下述第 6 部分）
  - 肥厚如果严重，将增加手术的风险
  - 术后可能导致低心排，尤其是在给予过多的正性肌力药物与利尿剂导致心腔进一步减小的情况下
- 如果跨瓣压差较高，而病变主动脉瓣形态尚可，应排除主动脉瓣下隔膜。

5　主动脉瓣手术的超声心动图指征 [7, 8]

出现症状的重度主动脉瓣狭窄患者手术指征明确。而对于无症状的患者或行冠状动脉搭桥术（CABG）的患者，心脏超声有助于决定是否需要主动脉瓣手术（表 7.5）。

表 7.5　无症状主动脉瓣狭窄手术指征 [7, 8]

明确的指征
拟行 CABG 或主动脉置换，且主动脉瓣狭窄达到中度或重度
重度主动脉瓣狭窄且 LVEF 小于 50%（排除其他病因）
跨主动脉瓣 V_{max} 大于 5.0m/s 或 EOA 小于 0.6cm²
合并重度主动脉扩张（见表 12.3，第 129 页）
较不明确的指征 *
瓣膜严重钙化，每年跨瓣峰值流速增加大于等于 0.3m/s
左心室壁重度肥厚（排除高血压原因）
运动负荷后平均跨瓣压差增幅大于 20mmHg

注：*支持这些指征的证据较少，故需综合考虑。

6　TAVI 的围术期准备

- 在瓣叶基底部用内缘 – 内缘法测量瓣环内径 [9]。用于选择人工瓣的大小。
- 瓣环可能为椭圆形，故需要用三维技术进一步评估瓣环形态及大小。可用方法如下：
  - 在 TAVI 术中进行经食管三维超声心动图（三维 TEE）检查，如果有疑问，也可在术前行三维 TEE [10]
  - CT

表 7.6 总结了 TAVI 手术前的检查重点。

表 7.6 TAVI 术前超声评估重点

主动脉	
严重钙化	提示更适合 TAVI，而非传统开胸手术
瓣环内径	用于选择人工瓣的大小
窦部与窦管交界部的内径	大于 45mm 的扩张可能为使用 Corevalve 人工瓣膜的禁忌证
左心室	
左心室腔大小	如果心腔过小，不能选择经心尖入路
严重的主动脉瓣下室间隔膨凸、增厚	可能为使用 SAPIEN 人工瓣膜的禁忌证
瓣膜	
二叶主动脉瓣	需选择合适的器械
严重的左冠瓣钙化	术中注意避免阻塞左主干开口
重度二尖瓣反流	可能更适合传统外科开胸手术

7 其他影像学检查

- CT 可用于：
  - 评估升主动脉扩张以及扭曲的情况
  - 评估主动脉脆性
  - TAVI 术前评估
    - 主动脉瓣环（面积、周长、内径、形态以及钙化情况）
    - 瓣环到冠状动脉开口的距离
  - 评估胸主动脉全程
  - 计算钙化积分，有助于区别中度与重度主动脉瓣狭窄
  - 评估冠状动脉结构
- CMR：
  - 当超声显示欠清时，用于评估升主动脉扩张
  - 当超声显示欠清时，用于评估主动脉瓣下梗阻情况（包括心腔中段梗阻、主动脉瓣下隔膜）

需要注意避免的错误

- 将偏心二尖瓣反流的频谱误为是主动脉瓣狭窄的频谱
- 主动脉瓣跨瓣流速或压差处于中度狭窄范围，未注意此时 EOA 值为重度
- 未在多个切面测量跨瓣流速，从而低估主动脉瓣狭窄程度
- 漏诊升主动脉扩张（二叶主动脉瓣常合并升主动脉扩张）
- 漏诊主动脉瓣下隔膜。如果瓣膜病变相对较轻但血流速度很快，需考虑存在主动脉瓣下隔膜

主动脉瓣狭窄：超声评估要点

1. 主动脉瓣形态与活动
2. 瓣膜狭窄的程度
3. 合并反流的程度
4. 主动脉的内径，是否存在缩窄
5. 左心室的大小与收缩功能
6. 其他瓣膜
7. 肺动脉压力

主动脉瓣反流

1　主动脉瓣与主动脉形态

- 详细描述瓣膜情况。仔细观察瓣叶的数目与活动度，必要时可使用局部放大模式进一步观察（见图 7.1 关于二叶主动脉瓣的说明）。
- 在标准切面测量主动脉不同水平的内径（见第 127—129 页）。
- 上述发现有助于确定病因，见表 7.7。

表 7.7　主动脉瓣反流的病因

主动脉根部或升主动脉扩张	
见表 12.1	
瓣膜病变	
常见	二叶主动脉瓣、风湿性瓣膜病、退行性改变、心内膜炎
不常见	瓣叶脱垂、放射性、药物损害（卡麦角林、培高利特、芬氟拉明、苯氟雷司、摇头丸）、抗磷脂综合征、类癌综合征

2　彩色多普勒评估

- 在瓣下 5 ～ 10mm 处测量反流束宽度（使用二维或彩色 M 型超声）（图 7.4），用以计算其占左室流出道（LVOT）内径的百分比。

- 如果反流为偏心性，测量反流束宽度时需垂直于其长轴线。如果反流束极度偏心（朝向室间隔或二尖瓣前叶），测量误差会较大。

- 测量反流束最窄处宽度（即缩流颈宽度，vena contracta），见图 7.4 及表 7.8。

3　连续多普勒测量

- 多在心尖切面测量；如果反流束朝向后方，则在胸骨旁切面测量。

- 测量主动脉瓣反流的压力减半时间。注意比较前向及反流频谱的信号强度。

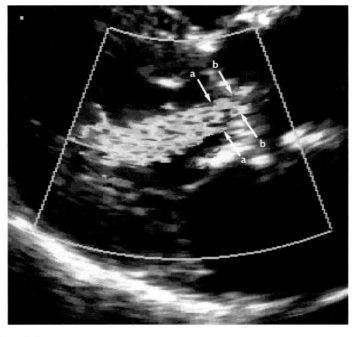

图 7.4　主动脉瓣反流束

胸骨旁长轴切面。（a）测量反流束宽度（用以计算其占 LVOT 内径的百分比）；（b）测量缩流颈宽度

4　主动脉弓降部的反向血流

在胸骨上窝切面探查，评估以下指标。

● 反向血流的时长：是全舒张期、约一半舒张期还是仅在舒张早期出现，可用彩色 M 型（图 7.5）及脉冲多普勒（图 7.6）测量。

● 最远反向血流距主动脉弓的距离。

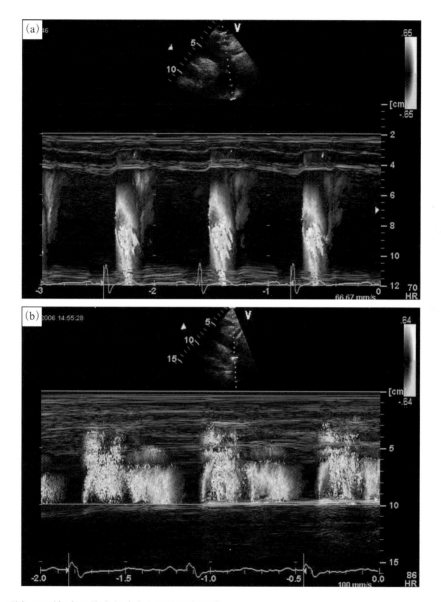

图 7.5　彩色 M 型超声评估降主动脉上段的反向血流

胸骨上窝切面：(a) 轻度反流的反向血流信号局限、短促；(b) 重度反流的反向血流信号可持续整个舒张期，血流束充满整个主动脉腔且在降主动脉远端也可清晰捕捉到

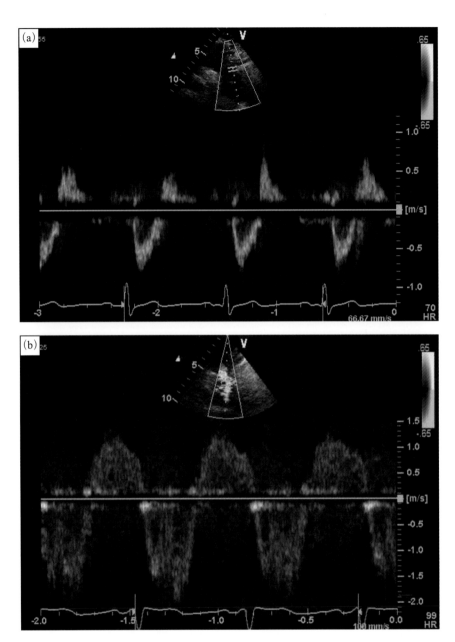

图 7.6　脉冲多普勒测量主动脉弓远端的反向血流

胸骨上窝切面：(a) 轻度反流，反向血流信号短暂、低速；(b) 重度反流，反向血流信号持续整个舒张期，且舒张末期流速相对较高（例如，大于等于 0.2m/s）[18]

5　主动脉瓣反流程度的分级

- 需综合评估。其中反流束宽度以及主动脉弓降部的反向血流是最可靠的指标（表 7.8）。

表 7.8　主动脉瓣反流程度的分级标准 [13, 14]

	轻度	中度	重度
反流束宽度 / 左室流出道内径（%）	< 25	25 ~ 64	≥ 65
缩流颈宽度（mm）	< 3	3 ~ 6	> 6
降主动脉反向血流	无	非全舒张期	全舒张期
压力减半时间（ms）	> 500	200 ~ 500	< 200[*][#]
连续多普勒信号强度	微弱或者频谱不完整	强度中等	与前向血流类似

注：[*]欧洲指南及 ASE 指南均选择 200ms 作为分界值，但有研究建议以 300ms 作为分界值[15]；[#]压力减半时间取决于左室舒张末压以及外周血管阻力，即使是轻度或中度的主动脉瓣反流，在左心室功能障碍时也可以明显缩短。

- 左心室大小与功能也是重要的参考指标。
- 近端等速表面积（PISA）法并不常规使用。

6　左心室

- 注意是否存在左心室高动力状态（提示严重的主动脉瓣反流）。慢性的重度反流通常导致左心室扩大。在急性反流时，左心室舒张期容积可为正常。
- 需测量左心室容积。因为在重度主动脉瓣反流时，左心室形态越来越倾向球形，此时前后径并非理想指标。有研究[16]认为，左心室收缩期容积大于等于 45ml/m² 时需进行手术治疗，但未获公认。左心室容积的动态变化可能比单一测值更有价值。
- 组织多普勒收缩期速度可以作为辅助指标，与其他超声数据一起证实左心室功能的减低，但不能独立使用。有研究[17]发现，二尖瓣内侧瓣环组织多普勒收缩期速度小于 9.5cm/s 可提示早期的心功能不全。
- 在急性主动脉瓣反流时，二尖瓣 E 峰减速时间小于 150ms 提示左心室充盈压升高，此时心功能失代偿的风险较高。

7　主动脉瓣反流的手术指征 [7, 8]

对无症状的重度主动脉瓣反流，手术指征如下。

- 左心室收缩期前后径大于 50mm（或者 25mm/m²）。
- 左心室舒张期前后径大于 70mm[8] 或大于 65mm[7]（AHA 以及 ESC 指南要求的临界值不同）。

- LVEF 小于等于 50%。
- 主动脉扩张（见表 12.3，第 129 页）。
- 不能仅根据上述界值做出临床决策，有时左心室、主动脉内径以及反流程度等指标的动态变化也很重要。

8 其他瓣膜及右心的情况

- 左心室扩大可能引起功能性二尖瓣反流。
- 相比主动脉瓣狭窄，主动脉瓣反流较少引起肺动脉高压。

9 其他影像学检查

- CMR[18] 在超声心动图显示不清时：
  - 可观察瓣膜形态
  - 可观察主动脉全程
  - 可测量反流分数，确定反流程度
  - 可计算左心室容积以及功能
- CT：
  - 超声心动图显示不清时，用于观察瓣膜形态
  - 超声心动图仅能显示主动脉根部时，用于观察主动脉其他部位
  - 用于评估冠状动脉结构

 需要注意避免的错误

- 脉冲多普勒评估降主动脉反向血流时，取样容积太靠近主动脉壁，导致舒张晚期的频谱伪像（对称分布在基线两侧），此伪像有可能被误认为是反向血流信号（仅分布在基线上方）
- 评估急性主动脉瓣反流时遗忘一个关键信息：二尖瓣减速时间小于 150ms 预示着心功能即将失代偿
- 当合并导致左心室舒张末压升高的疾病时，主动脉瓣反流的压力减半时间缩短，依据这缩短的压力减半时间将高估主动脉瓣反流程度
- 混淆缩流颈宽度与左室流出道反流束宽度这两个指标
- 一般主动脉瓣反流频谱的起始峰值约为 4m/s。当取样线与反流束方向成角过大时，所测的反流速度会过低，甚至为双向频谱。此时不能使用压力减半时间去评估反流程度。

主动脉瓣反流：超声报告要点

1. 主动脉瓣形态
2. 反流程度的分级
3. 主动脉内径
4. 左心室大小与收缩功能
5. 二尖瓣情况

（王　雨　林琼雯　**译**　　钟新波　**校**）

参考文献

[1]　Schaefer BM, Lewin MB, Stout KK et al. The bicuspid aortic valve: an integrated phenotypic classification of leaflet morphology and aortic root shape. *Heart* 2008;94:1634–1638.

[2]　Michelena HI, Desjardins VA, Avierinos JF et al. Natural history of asymptomatic patients with normally functioning or minimally dysfunctional bicuspid aortic valve in the community. *Circulation* 2008;117:2776–2784.

[3]　Baumgartner H, Hung J, Bermejo J et al. Echocardiographic assessment of valve stenosis: EAE/ASE recommendations for clinical practice. *Eur J Echocardiogr* 2009;10:1–25.

[4]　Minners J, Allgeir M, Gohlke-Baerwolf C, Kienzle RP, Neuman FJ, Jander N. Inconsistencies of echocardiographic criteria for the grading of aortic stenosis. *Eur Heart J* 2008;29:1043–1048.

[5]　Monin J-L, Quere J-P, Moncho M et al. Low-gradient aortic stenosis. Operative risk stratification and predictors for long-term outcome: a multicenter study using dobutamine stress hemodynamics. *Circulation* 2003;108:319–324.

[6]　Cam A, Goel SS, Agarwal S et al. Prognostic implications of pulmonary hypertension in patients with severe aortic stenosis. *J Thorac Cardiovasc Surg* 2011;142:80–88.

[7]　Nishimura RA, Otto CM, Bonow RO et al. 2014 AHA/ACC guideline for the management of patients with valvular heart disease. *J Am Coll Cardiol* 2014;63:e57–e185.

[8]　Vahanian A, Alfieri O, Andreotti F et al. Guidelines on the management of valvular heart disease (version 2012). *Eur Heart J* 2012;33:2451–2496.

[9]　Zamorano JL, Badano LP, Bruce C et al. EAE/ASE recommendations for the use of echocardiography in new transcatheter interventions for valvular heart disease. *Eur Heart J* 2011;32(17):2189–2214.

[10]　Rajani R, Hancock J, Chambers J. Imaging: the art of TAVI. *Heart* 2012;98 (Suppl 4): iv14–iv22.

[11]　Chambers J, Rajani R, Hankins M, Cook R. The peak to mean pressure drop ratio: a new method of assessing aortic stenosis. *J Am Soc Echocardiogr* 2005;18:674–678.

[12]　Haghi D, Kaden JJ, Suselbeck T et al. Validation of the peak to mean pressure decrease ratio

as a new method of assessing aortic stenosis using the Gorlin formula and the cardiovascular magnetic resonance-based hybrid method. *Echocardiography* 2007;24:335–339.

[13] Lancellotti P, Tribouilloy C, Hagendorff A et al. European Association of Echocardiography recommendations for the assessment of valvular regurgitation. Part 1: aortic and pulmonary regurgitation (native valve disease). *Eur J Echocardiogr* 2010;11:223–244.

[14] Zoghbi WA, Enriquez-Sarano M, Foster E et al. Recommendations for evaluation of the severity of native valvular regurgitation with two-dimensional and Doppler echocardiography. *J Am Soc Echocardiogr* 2003;16(7):777–802.

[15] Teague SM, Heinsimer JA, Anderson JL et al. Quantification of aortic regurgitation utilizing continuous wave Doppler ultrasound. *J Am Coll Cardiol* 1986;8(3):592–599.

[16] Detaint D, Messika-Zeitoun D, Maalouf J et al. Quantitative echocardiographic determinants of clinical outcome in asymptomatic patients with aortic regurgitation: a prospective study. *J Am Coll Cardiol Imaging* 2008;1(1):1–11.

[17] Vinereanu D, Ionescu AA, Fraser AG. Assessment of LV long-axis contraction can detect early myocardial dysfunction in asymptomatic patients with severe AR. *Heart* 2001;85:30–36.

[18] Tribouilloy C, Avinee P, Shen WF, Rey JL, Slama M, Lesbre JP. End diastolic flow velocity just beneath the aortic isthmus assessed by pulsed Doppler echocardiography: a new predictor of the aortic regurgitant fraction. *Br Heart J* 1991;65(1):37–40.

第八章 二尖瓣疾病

二尖瓣狭窄

1 瓣叶、瓣环以及腱索的形态

- 几乎所有的二尖瓣狭窄都是风湿性的(表8.1)。风湿性瓣膜疾病的超声特征为：
  - 瓣叶交界处粘连（在胸骨旁短轴切面可以观察）
  - 瓣叶开放呈"穹窿"样
  - 瓣尖增厚
  - 腱索增粗
- 二尖瓣瓣环退行性钙化越来越常见，但通常不会导致中度以上的二尖瓣狭窄。钙化严重时，瓣叶结构可能难以清晰显示。

表 8.1 二尖瓣狭窄的病因[1]

常见病因
风湿性
钙化性
少见病因
放射性
系统性红斑狼疮
先天性

2 直接描记法测量瓣口面积

- 确保切面没有斜切瓣口。三维超声心动图有助于准确定位瓣口（图 8.1）。
- 如果瓣口边界显示不清，可以用彩色多普勒辅助确认。
- 不要将增粗的腱索误认为是瓣叶的开口。
- 如瓣口处有明显的混响伪像，测量误差会比较大。这种情况不建议用直接描记法测量瓣口面积。

- 直接描记法可能不适用于测量二尖瓣瓣环退行性钙化时的瓣口面积。如果此时瓣叶开放幅度大于 10mm，跨瓣血流没有明显混叠，则没有明显的狭窄。

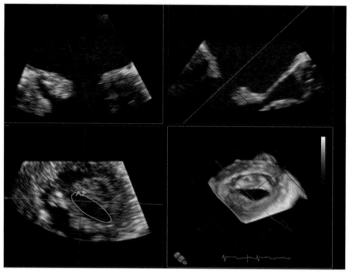

图 8.1　直接描记法测量二尖瓣口面积

三维超声心动图可准确定位瓣叶开口，如图所示。二维法测量时，在胸骨旁短轴切面显示二尖瓣开口，此时要注意暴露真正的瓣口。常见的错误是切面位于真实瓣口的上方（即瓣叶基底部）或下方（即二尖瓣腱索处）

3　连续多普勒测量

- 心房颤动时，压力减半时间与平均跨瓣压差等指标需测量 3 ～ 5 个心动周期，再取平均值。
- 中至重度狭窄时，可用压力减半时间估测瓣口面积（220/ 压力减半时间）。
- 二尖瓣瓣环退行性钙化患者常有长期高血压病史，因此二尖瓣 A 峰常较高大（图 8.2）。由于评估二尖瓣狭窄程度的平均跨瓣压差的临界值是通过分析无 A 峰的心房颤动病例得出的，高大的 A 峰可能导致二尖瓣狭窄程度的高估。此时，二尖瓣的形态、活动以及跨瓣血流束的宽度是首选指标。

4　评估二尖瓣反流

见第 82—85 页。

- 当二尖瓣狭窄合并的反流超过轻度时，不适宜行球囊扩张术。
- 合并严重的二尖瓣（或者主动脉瓣）反流时，压力减半时间会缩短，据此估测瓣口面积误差比较大。
- 二尖瓣反流会增加平均跨瓣压差。

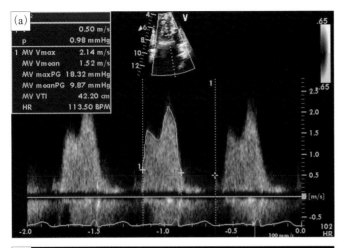

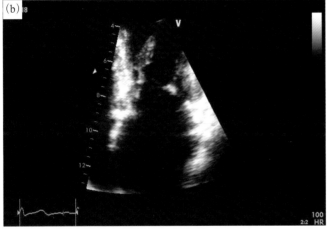

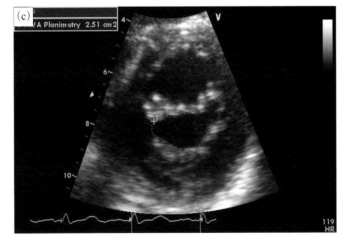

图 8.2 假性二尖瓣狭窄

瓣环钙化疾病很少导致二尖瓣重度狭窄。然而，左心室舒张功能障碍可能导致 A 峰高大，根据平均跨瓣压差可能得出重度狭窄的诊断，而实际的瓣口狭窄程度仅为中度。图中病例平均跨瓣压差为 9mmHg (a)，但瓣膜活动度尚可 (b)，开口面积达到 2.5cm² (c)

扫描二维码免费观看动态视频

图 8.2

5 评估二尖瓣狭窄的严重程度

见表 8.2。

* 在风湿性二尖瓣狭窄瓣口面积的测量方法中，直接描记法最准确。跨瓣压差以及肺动脉压力易受前负荷影响。

表 8.2 二尖瓣狭窄严重程度的分级标准[1]

	轻度	中度	重度
直接描记法测量的瓣口面积（cm^2）	> 1.5	1.0 ~ 1.5	< 1.0
压力减半时间（ms）	< 150	150 ~ 220	> 220
平均跨瓣压差（mmHg）	< 5	5 ~ 10	> 10*
肺动脉压力（mmHg）	< 30	30 ~ 50	> 50#

注：*运动后 > 15mmHg；#肺动脉压力与二尖瓣狭窄程度的相关性较弱。

6 评估右心系统

* 肺动脉压力（见第六章）与二尖瓣狭窄严重程度的相关性较弱。但肺动脉高压（静息时超过 50mmHg）是二尖瓣球囊扩张术的指征之一[2]。
* 与肺动脉高压相比，右心室扩大、运动减弱是更强的预测二尖瓣置换术后不良事件的因子。肺动脉高压在术后一般均能缓解。
* 风湿性疾病累及三尖瓣很常见，但易被漏诊。（译者注 7，详见第 221 页）
* 风湿性二尖瓣狭窄患者，当三尖瓣瓣环内径大于 40mm（舒张期四腔心切面测值）（大于 21mm/m^2）并伴有轻度及以上反流时，应在二尖瓣置换术的同时进行三尖瓣成形术[3, 4]。

7 评估其他瓣膜

* 合并明显的主动脉瓣疾病时，可能需要进行双瓣置换，而非仅对狭窄的二尖瓣进行球囊扩张。
* 严重的二尖瓣狭窄（或反流）会导致心搏量降低，此时跨瓣流速等指标将低估主动脉瓣狭窄的程度。
* 合并严重的主动脉瓣反流时，二尖瓣的压力减半时间会缩短，不能据此估测瓣口面积。

8 心房血栓形成的风险

* 经胸超声心动图（TTE）检出心房血栓的概率低，球囊扩张术前必须行经食

管超声心动图（TEE）检查。

- 对于重度二尖瓣狭窄的窦性心律患者，左心房扩大时需使用华法林抗凝治疗[2, 5]：
  - 左心房前后径（M 型超声测值）超过 50mm
  - 左心房容积超过 60ml/m^2

9 二尖瓣球囊扩张术的指征

- 表 8.3 列举了二尖瓣狭窄适宜球囊扩张术的超声特征[6]。

表 8.3 二尖瓣狭窄适宜行球囊扩张术的超声特征

前叶活动度好
风湿病变未累及主要腱索
轻度以下的二尖瓣反流
二尖瓣交界处无钙化
TEE 检查左心房无血栓

一些医疗中心采用 Wilkins 评分系统，对瓣叶的活动度、增厚程度、钙化程度以及瓣下结构 4 个指标，按严重程度分别评为 1 ～ 4 分[7]（见附录 3，表 A3.2，第 208—209 页）。当总分小于等于 8 分时，适宜行球囊扩张术。这一评分系统与上表有所不同。

 ## 需要注意避免的错误

- 直接描记法测量瓣口面积时切面斜切瓣口
- 重度二尖瓣反流或主动脉瓣反流时，仍使用压力减半时间估测二尖瓣口面积
- 对于二尖瓣瓣环严重钙化的窦性心律患者，仅凭平均跨瓣压差估测瓣口狭窄程度（将高估狭窄程度）

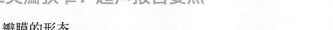

二尖瓣狭窄：超声报告要点

1. 瓣膜的形态
2. 狭窄及反流的程度
3. 肺动脉压力以及右心室功能
4. 其他瓣膜情况
5. 是否适合行球囊扩张术

二尖瓣反流

1 瓣叶形态与活动度

- 二尖瓣反流分为原发性（由于瓣叶结构异常所致）和继发性（由于心室结构异常所致）（表 8.4）。原发性二尖瓣反流由瓣叶结构异常所致，而继发性二尖瓣反流的瓣叶结构本身没有异常，但关闭受限，对合时呈"帐篷"样改变（表 8.4）。
- 二尖瓣装置包括瓣叶、腱索、瓣环以及邻近的心肌组织。其中，瓣叶结构的变化是提示病因的最主要线索。

表 8.4 二尖瓣反流的原因

原因	瓣叶形态	瓣叶活动	反流方向
原发性（器质性），二尖瓣结构异常所致			
松软二尖瓣（译者注 8，详见第 221 页）	不同程度的黏液样变性	脱垂	偏心性，远离脱垂的瓣叶
风湿性疾病	瓣尖增厚	开放呈"穹窿"样改变	通常为中心性
心内膜炎	赘生物附着，瓣叶损坏	破损瓣叶可能有独立活动	反流方向多变
其他：系统性红斑狼疮、药物性	普遍增厚	瓣叶关闭受限	通常为中心性
继发性（功能性），左心室异常所致 [*]			
下后壁心肌梗死	正常	后叶关闭受限	偏心性，朝向后方
下壁及前壁心肌梗死	正常	前后叶对称性关闭受限	中心性
左心室整体扩张	正常	通常为对称性关闭受限	中心性

注：[*] 乳头肌断裂通常单独归类为"急性缺血性二尖瓣反流"，而"缺血性二尖瓣反流"是指心肌梗死继发的二尖瓣反流。

1.1 瓣叶形态

- 瓣尖增厚是风湿性瓣膜病的典型表现，通常伴有后叶活动僵硬、交界区粘连以及腱索增粗、融合。
- 瓣叶整体增厚常见于抗磷脂综合征、大剂量放疗后或药物所致（如卡麦角林、培高利特、芬特明、摇头丸）。

- 松软二尖瓣的瓣叶可能仅在收缩期脱垂时看起来增厚，其腱索冗长、瓣环扩大。
- 附着于瓣叶上的独立团块多为赘生物（参见第 120 页）。
  - 但在急性冠脉综合征时，需考虑是否为断裂的乳头肌
  - 断裂的腱索通常附着于二尖瓣尖，呈"挥鞭"样运动，伴二尖瓣脱垂

1.2 *瓣叶活动*

- 判断瓣叶是否脱垂（详见图 8.3 及表 8.5）。
  - 脱垂累及前叶还是后叶，还是二者都受累
  - 根据 Carpentier 分区法，明确哪部分瓣叶脱垂（图 8.4）
  - 脱垂是累及瓣尖，还是整个瓣叶，是否存在"挥鞭"样运动（断裂腱索的运动幅度超过 180°）

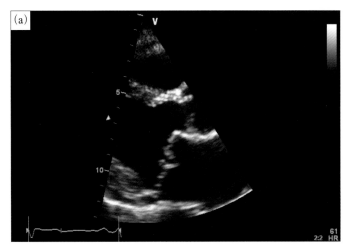

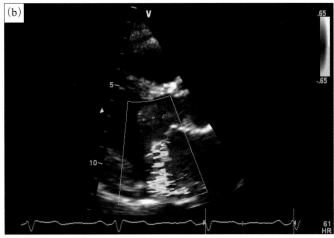

图 8.3　二尖瓣脱垂（译者注 9，详见第 221 页）

（a）二尖瓣前叶脱垂；（b）反流束偏向后方，远离脱垂的瓣叶

表8.5 二尖瓣脱垂的表现

在胸骨旁或心尖左室长轴切面可见部分瓣叶脱垂向左心房,并且超过瓣环平面2mm以上
四腔心切面可见瓣叶对合点在瓣环平面上方
A3区、P3区或后交界区瓣叶的脱垂可以在心尖两腔心、胸骨旁短轴切面观察,还可在胸骨旁长轴切面观察(需将探头倾斜向右心室)
A1区、P1区或前交界区瓣叶的脱垂可以在心尖两腔心、胸骨旁短轴切面观察,还可在胸骨旁长轴切面观察(需将探头倾斜向肺动脉)

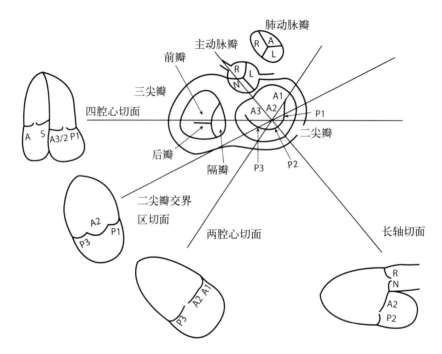

图8.4 Carpentier 二尖瓣分区法,以及相应的 TTE 检查切面

图中二尖瓣交界区切面原为 TEE 检查的常用切面,在 TTE 检查的两腔心切面基础上略调整可得

- 瓣叶有无开放受限
  - 前、后叶仅瓣尖活动受限,开放呈"穹窿"样,见于风湿性瓣膜病变
  - 以下两种情况偶尔难以区分,需注意鉴别:低心排时二尖瓣前、后叶开放受限;主动脉瓣反流时前叶开放受限(为反流束冲击所致)
- 前后叶有无关闭受限(呈对称的"帐篷"样)(图8.5,表8.6)
  - 通常见于左心室收缩功能重度下降时。左心室运动可为普遍减弱,也可以是节段性运动减弱(特指前壁心肌梗死合并下壁心肌梗死时)
  - 二尖瓣反流为中心性

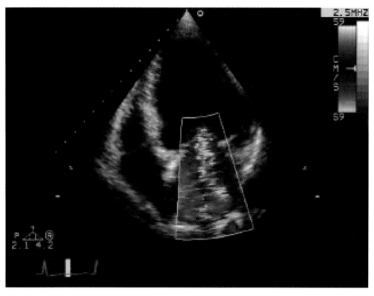

图 8.5　功能性二尖瓣反流

功能性二尖瓣反流为中心性反流，原因为二尖瓣前、后叶关闭时受相同程度的牵扯（瓣叶对合呈"帐篷"样），若其中一个瓣叶受牵扯更多，则反流束为偏心性，偏向病变瓣叶

表 8.6　瓣叶关闭受限

前、后叶均受限
瓣叶对合呈"帐篷"样（四腔心切面可见对合点低于瓣环平面）
为中心性反流（图 8.5）
原因：左心室扩大致乳头肌移位、功能异常
后叶活动受限
收缩期瓣尖位置固定（长轴切面易于观察）（图 3.1）
反流束偏向后方（图 3.1）
见于下壁或后壁心肌梗死

- 后叶有无关闭受限（瓣叶对合呈不对称性"帐篷"样）（图 3.1）
  - 通常见于下壁或者后壁心肌梗死，即使梗死面积不大。偶见于纤维化导致的腱索缩短
  - 关闭受限的程度可能比较轻微
  - 二尖瓣反流束偏向后方
- 如果瓣叶形态、活动未见异常：
  - 测量瓣环内径。二尖瓣瓣环内径女性超过 35mm 或男性超过 40mm 则考虑扩大[8]（附录 3，表 A3.1）。孤立的瓣环扩张可在不合并瓣叶脱垂或左

心室收缩功能下降的情况下导致严重的二尖瓣反流

- 注意排除瓣叶穿孔或瓣叶裂
- 注意排除瓣叶交界区的脱垂
  - 胸骨旁短轴切面可以观察反流束起源（源于前交界区或后交界区）
  - 在胸骨旁长轴切面观察交界区脱垂所致的反流时，可能会误诊为瓣叶穿孔
  - 在胸骨旁长轴切面，探头向内倾斜向右心室，可显示后交界脱垂；向外倾斜向肺动脉，可显示前交界脱垂
- 如果图像质量不理想，可进一步行 TEE 检查。三维超声有助于显示瓣叶结构。

2 彩色多普勒评估

需评估以下内容。

- 反流束的起始部位（例如：瓣口的内侧、中部或外侧）。
- 反流束的方向：
  - 瓣叶脱垂时，反流束远离该瓣叶（图 8.3b）
  - 瓣叶关闭受限时，反流束在该瓣叶的后方（图 3.1b）
  - 功能性或风湿性的反流多为中心性（图 8.5）
- 有效反流口的大小：
  - 测量缩流颈宽度，需多切面测量、取平均值（图 8.6）
  - 测量有效反流口面积（PISA 法，图 8.7）
- 血流会聚区的大小（肉眼估测）。
- 反流的持续时间（彩色 M 型超声测量）：
  - 是全收缩期反流，还是部分收缩期的反流（前、后叶均脱垂时，通常为收缩中晚期反流）
  - 如果不是全收缩期反流，根据反流束宽度或 PISA 法计算反流量时，所得数值要做相应调整

3 连续多普勒评估

- 注意连续多普勒频谱的形态与强度。反流与前向血流同一强度提示反流为重度，低强度或频谱不完整提示反流为轻度，中等强度提示反流为中度。
- 二尖瓣重度反流时，左心房与左心室压力快速达到均衡，此时的连续多普勒频谱可呈"匕首"样。

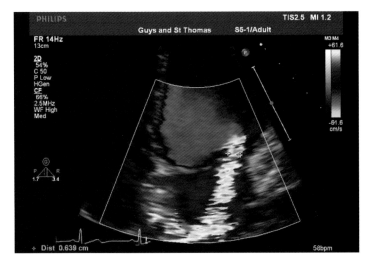

图 8.6 缩流颈宽度

由于反流口多为椭圆形而非圆形，需在两个相交平面测量，再取平均值

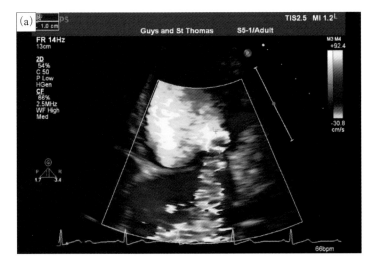

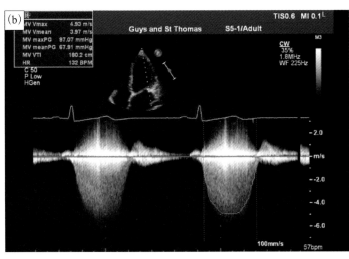

图 8.7 PISA 法

- 降低图像深度，放大感兴趣区域的大小。
- 减低尼奎斯特（Nyquist）频率极限值至 $15 \sim 40\text{cm/s}$。其极限值记为 V_a（cm/s）。
- 测量收缩中期第一次出现血流混叠现象时的球体半径 r（cm）。
- 用连续多普勒测量二尖瓣反流的峰值流速 V_{cw}（m/s）与速度时间积分 VTI_{cw}（cm）（图 8.7b）。
- 计算公式如下：
    - 有效反流口面积（EROA）$(\text{mm}^2) = (2\pi r^2 V_a / V_{cw})$；
    - 反流容积（R_{vol}）（ml）$= (\text{EROA} \times \text{VTI}_{cw}) / 100$（ml）

4　脉冲多普勒评估

- 下列情况提示为重度二尖瓣反流：
  - 无二尖瓣狭窄的情况下，二尖瓣 E 峰超过 1.5m/s
  - 二尖瓣前向血流速度时间积分与主动脉瓣下速度时间积分比值[9]大于 1.4
- 脉冲多普勒测量的肺静脉血流频谱有助于评估二尖瓣反流程度，收缩期波峰低平提示反流为中重度，当反流极严重时甚至可出现反向血流。
- 重度二尖瓣反流时，E/E′ 值（二尖瓣 E 峰速度／二尖瓣瓣环组织多普勒 E′ 峰速度）无法准确估测左心室充盈压。

5　左心室功能

- 测量左心室前后径。收缩期前后径尤其重要，需要反复测量取平均值。二尖瓣脱垂导致的反流，在收缩期前后径达到 40mm、瓣膜条件适合成形且手术风险低的情况下，即使患者无症状也应建议手术治疗[2, 10]。
- 二尖瓣重度反流时，左心室形态更趋向球形，此时测量左心室容积（双平面 Simpson 法或三维法）可敏感地发现左心室大小的变化。

6　其他指标

6.1　左心房大小

- 左心房扩大可见于重度二尖瓣反流，也可见于心房颤动、高血压病等。
- 对于左心房进行性扩大的无症状患者，若瓣膜条件适合成形，也可建议手术治疗[2]。目前推荐的左心房容积临界值是 60ml/m^2。

6.2　右心的评估

- 严重的二尖瓣反流可能导致肺动脉高压。
- 若瓣膜条件适合成形，无症状的重度二尖瓣反流患者在肺动脉收缩压超过 50mmHg 时应手术治疗。

6.3　其他瓣膜

- 重度二尖瓣反流时，左心室搏出量小，此时的主动脉瓣口流速低，据此评估可能低估主动脉瓣狭窄的严重程度。
- 若三尖瓣反流在中度及以上且瓣环扩大（四腔心切面、舒张期三尖瓣瓣环大于等于 40mm），应在二尖瓣手术同期行三尖瓣成形术。

7 反流程度的分级

表 8.7 二尖瓣反流程度的分级 [9, 11]*

	轻度	中度 *	重度
缩流颈宽度（mm）	< 3	3 ~ 6.9	≥ 7
血流会聚区大小	无	中等大小	大
PISA 法的定量指标			
	轻度	轻 – 中度	中 – 重度	重度
EROA（mm²）#	< 20	20 ~ 29	30 ~ 39	≥ 40
反流容积（ml）	< 30	30 ~ 44	45 ~ 59	≥ 60
反流分数（%）	< 30	30 ~ 39	40 ~ 49	≥ 50

注：* 数据引自 EAE 及 ASE 指南 [9,11]，因为继发性二尖瓣反流在程度较轻时，不良事件的发生率已明显增加，其后的瓣膜病诊疗指南 [2] 对"重度"继发性二尖瓣反流与"中度"原发性二尖瓣反流使用了相同的诊断标准。另外，继发性二尖瓣反流的反流口多为椭圆形，而非圆形，此时用二维 PISA 法测量出的数据误差较大（测量缩流颈宽度均值的方法误差相对较小）。我们不建议对原发性与继发性二尖瓣反流采用不同的诊断标准，以免带来混乱。但临床医师应知晓其差别并做出恰当的解读。
EROA：PISA 法所测的有效反流口面积。

根据表 8.7 中内容再结合以下几点可做出二尖瓣反流程度的判断。

- 连续多普勒频谱的形态及强度。
- 高动力状态的左心室。
- 肺动脉高压。

 需要注意避免的错误

- 继发性二尖瓣反流与原发性二尖瓣反流严重程度的分界值（见前述）使用混乱。我们建议用统一的标准进行评估。需要指出的是，继发性二尖瓣反流在中度时即可能需要手术干预
- 左心室高动力状态提示二尖瓣反流为重度。如果此时其他指标初步提示为轻度或中度，需详细核对以免误诊
- 漏诊早期的左心室收缩功能下降。正常负荷状态时 LVEF 的正常低值（见表 2.6）在重度二尖瓣反流时已经属于异常范畴
- 心肌梗死或主动脉瓣疾病时，未评价二尖瓣反流情况。此时的二尖瓣反流有可能影响治疗决策
- 将后叶关闭受限误诊为前叶脱垂（反流束都偏向后方）
- 当 TTE 检查已经提供足够信息时，过度使用 TEE 检查

二尖瓣反流：超声报告要点

1. 详细描述瓣叶形态与活动情况，提示反流的机制及可能的病因

2. 反流的程度

3. 左心室前后径、容积与收缩功能

4. 右心的评估：

    a. 肺动脉压力

    b. 三尖瓣瓣环内径

5. 左心房大小

6. 其他瓣膜病变

二尖瓣手术前与手术后的精细评估

1 原发性（器质性）二尖瓣反流的手术治疗

- 无症状的重度原发性二尖瓣反流的手术指征（表 8.8）取决于左心室收缩期前后径、瓣膜是否适合成形（表 8.9）以及其他情况（例如：并发症、患者的选择等）。

- 单纯的 P2 区瓣叶脱垂较容易成形。随着脱垂复杂性的增加，成形的难度也相应加大。以下情况一般不选择瓣膜成形：

  - 风湿性瓣膜病。除非在某些无法提供有效抗凝治疗的国家

  - 广泛的二尖瓣增厚及脱垂

  - 广泛的瓣叶损坏，尤其是急性感染性心内膜炎所致时

  - 广泛的瓣环钙化

表 8.8　无症状的重度原发性二尖瓣反流的手术指征 [2, 10]

当成形的效果不确定时
左心室收缩期前后径大于等于 45mm（大于等于 40mm*）或者 EF 小于等于 60%
静息状态下肺动脉收缩压大于 50mmHg
当成形的成功率较高时
左心室收缩期前后径大于等于 40mm（当成形非常有把握时，小于 40mm 亦可）
左心房容积大于等于 60ml/m²#
运动时肺动脉收缩压大于等于 60mmHg#

注：*见参考文献 10 ；#IIb 类指征，尚有争议

- 当二尖瓣脱垂患者三尖瓣瓣环内径大于 40mm（大于 21mm/m²），且三尖瓣反流为中度或重度时，或风湿性二尖瓣狭窄患者三尖瓣反流为轻度及以上时，建议在二尖瓣手术的同期行三尖瓣成形术。

2 继发性（功能性）二尖瓣反流的手术治疗

与原发性二尖瓣反流有所不同。

- 在预后上，中度继发性二尖瓣反流与重度原发性二尖瓣反流大致相同[12]。
- 手术指征（表 8.9）取决于左心室功能、心肌存活性，以及不良预后因素（图 8.8）。以下情况手术难度较大：
  - 较宽的偏心性反流束
  - 正常或偏小的二尖瓣瓣环（内径小于 35mm）
  - 瓣膜关闭受限严重，形成的"帐篷"较宽大（"帐篷"高度大于 10mm 或"帐篷"面积大于等于 2.5cm²）
- 负荷超声对继发性二尖瓣反流的评估有重要价值。缺血性的二尖瓣反流在负荷运动时，反流程度通常会加重。
  - 运动负荷超声适用于
    - 患者气促程度与二尖瓣反流程度或左心室功能障碍程度不相符
    - 拟行 CABG 的轻或中度二尖瓣反流患者
    - 无明显原因的急性肺水肿患者
  - 多巴酚丁胺负荷超声适用于左心室收缩功能下降的患者，以评估心肌存活情况

表 8.9 继发性二尖瓣反流的手术指征 [2, 10]

拟行 CABG 手术的患者
中度或重度二尖瓣反流（推荐同期行二尖瓣手术）
轻度二尖瓣反流（无二尖瓣手术指征）
严重心力衰竭的患者（心力衰竭可能为二尖瓣反流所致）
中度或重度的二尖瓣反流且 EF 大于 30%，狭窄的冠状动脉难以再通（可以考虑二尖瓣手术）
中度或重度的二尖瓣反流且 EF 小于 30%，有存活心肌，狭窄的冠状动脉可再通（无二尖瓣手术指征）

3 二尖瓣成形术后的超声评估

见表 8.10。

表 8.10　二尖瓣成形术后的超声评估

瓣叶与成形环的形态
若有残余反流： • 反流的程度 • 反流的位置（中间、内侧、外侧） • 瓣内反流还是瓣周反流
瓣口是否存在狭窄，若有，评估狭窄的程度
是否存在前叶收缩期前移
是否存在左室流出道血流加速
左心室大小与功能
右心室大小与功能
左心房大小

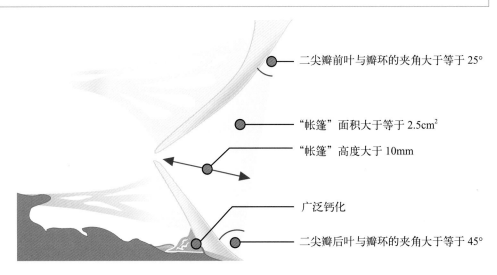

二尖瓣前叶与瓣环的夹角大于等于 25°

"帐篷"面积大于等于 2.5cm²

"帐篷"高度大于 10mm

广泛钙化

二尖瓣后叶与瓣环的夹角大于等于 45°

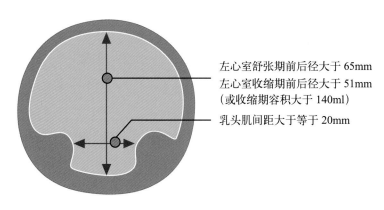

左心室舒张期前后径大于 65mm
左心室收缩期前后径大于 51mm
（或收缩期容积大于 140ml）

乳头肌间距大于等于 20mm

图 8.8　难以成形的继发性（功能性）二尖瓣反流的特征[13-17]

（王　雨　林琼雯 **译**　钟新波 **校**）

参考文献

[1]　Baumgartner H, Hung J, Bermejo J et al. Echocardiographic assessment of valve stenosis: EAE/ASE recommendations for clinical practice. *Eur J Echocardiogr* 2009;10:1–25.

[2]　Vahanian A, Alfieri O, Andreotti F et al. Guidelines on the management of valvular heart disease (version 2012). *Eur Heart J* 2012;33:2451–2496.

[3]　Colombo T, Russo C, Ciliberto GR et al. Tricuspid regurgitation secondary to mitral valve disease: tricuspid annulus function as guide to tricuspid valve repair. *Cardiovasc Surg* 2001;9:369–377.

[4]　Dreyfus GD, Corbi PJ, Chan KM, Bahrami T. Secondary tricuspid regurgitation or dilatation: which should be the criteria for surgical repair? *Ann Thorac Surg* 2005;79:127–132.

[5]　Keenan NG, Cueff C, Cimidavella C et al. Usefulness of left atrial volume versus diameter to assess thromboembolic risk in mitral stenosis. *Am J Cardiol* 2010;106:1152–1156.

[6]　Fawzy ME, Hegazy H, Shoukri M et al. Long-term clinical and echocardiographic results after successful balloon mitral valvotomy and predictors of long-term outcome. *Eur Heart J* 2005;26:1647–1652.

[7]　Wilkins GT, Weyman AE, Abascal VM, Block PC, Palacios IF. Percutaneous balloon dilatation of the mitral valve: an analysis of echocardiographic variables related to outcome and the mechanism of dilatation. *Br Heart J* 1988;60:299–308.

[8]　Caldera I, van Herwerden LA, Taams MA, Bos E, Roelendt J. Multiplane transesophageal echocardiography and morphology of regurgitant mitral valves in surgical repair. *Eur Heart J* 1995;16:999–1006.

[9]　Lancellotti P, Tribouilloy C, Hagendorff A et al. European Association of Echocardiography recommendations for the assessment of valvular regurgitation. Part 2: mitral and tricuspid regurgitation (native valve disease). *Eur J Echocardiogr* 2010;11:307–332.

[10]　Nishimura RA, Otto CM, Bonow RO et al. 2014 AHA/ACC guideline for the management of patients with valvular heart disease. *J Am Coll Cardiol* 2014;63:e57–e185.

[11]　Zoghbi WA, Enriquez-Sarano M, Foster E et al. Recommendations for evaluation of the severity of native valvular regurgitation with two-dimensional and Doppler echocardiography. *J Am Soc Echocardiogr* 2003;16(7):777–802.

[12]　Lancellotti P, Troisfontaines P, Toussaunt AC, et al. Prognostic importance of exercise-induced changes in mitral regurgitation in patients with chronic ischaemic left ventricular dysfunction. *Circulation* 2003;108:1713–1717.

[13]　Magne J, Pibarot P, Dagenais F, Hachicha Z, Dumesnil JG, Sénéchal M. Preoperative posterior leaflet angle accurately predicts outcome after restrictive mitral valve annuloplasty for ischaemic mitral regurgitation. *Circulation* 2007;115:782–791.

[14]　Calafiore AM, Gallina S, Di Mauro M et al. Mitral valve procedure in dilated cardiomyopathy: repair or replacement? *Ann Thorac Surg* 2001;71:1146–1152.

[15]　Roshanali F, Mandegar MH, Yousefnia MA, Rayatzadeh H, Alaeddini F. A prospective study of predicting factors in ischaemic mitral regurgitation recurrence after ring annuloplasty. *Ann*

Thorac Surg 2007;84:745–749.

[16] Braun J, Bax JJ, Versteegh MI et al. Preoperative left ventricular dimensions predict reverse remodelling following restrictive mitral annuloplasty in ischaemic mitral regurgitation. *Eur J Cardiothorac Surg* 2005;27:847–853.

[17] Grossi EA, Goldberg JD, LaPietra A et al. Ischaemic mitral reconstruction and replacement: comparison of long-term survival and complications. *J Thorac Cardiovasc Surg* 2001;122:1107–1124.

第九章　右心瓣膜疾病

9

评估右心瓣膜是完整超声心动图检查的一部分。右心瓣膜疾病在下述情况时更常见。

- 左心疾病。
- 右心室扩大，尤其是存在右心室高动力状态时。

三尖瓣反流

1　明确瓣叶形态是否正常

- 微量或少量的三尖瓣反流可见于 80% 的正常人。
- 病理性的三尖瓣反流偶为原发性（由瓣膜自身病变引起），但通常为继发性（由心肌病变或肺动脉高压等导致）（表 9.1）。
- 多切面评估瓣叶情况（图 9.1）：
  - 三维超声心动图可同时评估 3 个瓣叶 [1]
  - 正常隔叶的最大下移幅度为 15mm（译者注 10，详见第 222 页）
  - 三维超声心动图可能有助于更准确地测量瓣环的大小，但常用二维测量，其收缩期正常参考值范围如下
    - 胸骨旁右室流入道长轴切面：25 ～ 40mm[2]
    - 心尖四腔心切面：20 ～ 34mm[3]
- 由心肌疾病、肺动脉高压或三尖瓣反流本身引起的右心室扩大可以导致：
  - 瓣环扩大、瓣叶对合不良，引起或加重三尖瓣反流
  - 右心室进一步扩大，导致瓣叶关闭受限，三尖瓣反流继续加重

表 9.1　三尖瓣疾病的病因

病因	要点
原发性（占 10% 的比例）	
风湿性瓣膜病变	瓣叶增厚程度较轻，开放呈"穹窿"样 三维超声心动图可能更易显示交界区的粘连 常合并左心风湿性瓣膜病

续表

病因	要点
松软三尖瓣（译者注 11，详见第 222 页）	反流偏心、远离脱垂瓣叶 通常合并二尖瓣脱垂
瓣环扩大	可不合并瓣叶脱垂 正常瓣环内径小于 40mm（小于 21mm/m²）（见附录 3，表 A3.1，第 208 页）
心内膜炎	静脉药瘾者，或静脉置管者
类癌综合征	常同时累及肺动脉瓣 瓣叶纤维化、回缩、固定
先天性	三尖瓣下移畸形（见表 14.8，第 150 页）
药物性	瓣叶普遍增厚
起搏导线	反流的机制：瓣叶穿孔、影响瓣叶对合、瓣叶增厚或与导线粘连
外伤	腱索断裂并瓣叶脱垂
继发性（占 90% 的比例）	
右室心肌病 / 右心室心肌梗死	病情较轻时，致瓣环扩大、瓣叶对合稍差；较重时，可导致瓣叶明显的关闭不拢。需注意观察病变是否累及左心
肺动脉高压	瓣叶功能一般无明显异常，除非继发了右心室扩大

2 三尖瓣反流程度的分级

- 需综合评估（表 9.2）。最有价值的指标是反流束的宽度以及反流频谱的信号强度。肝静脉与下腔静脉的收缩期反向血流是重度三尖瓣反流的特异性指标。
- 微量或少量三尖瓣反流属于正常现象，在超声所见部分描述即可，最后的结论部分无须提及。

表 9.2 三尖瓣反流程度的分级 [4, 5]

	轻度	中度	重度
反流束缩流颈宽度（mm）	通常难以显示	< 7	≥ 7
PISA 半径（mm）	< 5	6 ~ 9	> 9
EROA（mm²）	—	—	≥ 40*
反流量（ml）	—	—	≥ 45*
连续多普勒频谱信号强度	频谱不完整	低或中度强度	高强度，轮廓可为"三角形"（图 9.2）
肝静脉血流	正常	收缩期波峰低平	收缩期出现反向血流

注：*不需常规测量。

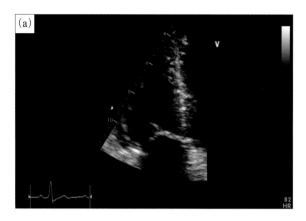

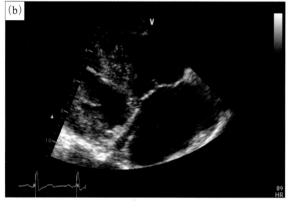

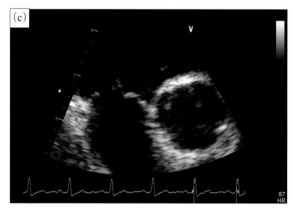

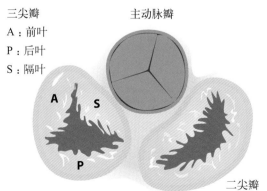

三尖瓣
A：前叶
P：后叶
S：隔叶

主动脉瓣

二尖瓣

图 9.1　正常三尖瓣的示意图及常用切面

示意图有助于理解各切面所显示的具体瓣叶。（a）心尖四腔心切面，左侧瓣叶为前叶，右侧瓣叶为隔叶；（b）胸骨旁右室流入道长轴切面，右侧瓣叶为前叶，左侧可为隔叶或后叶，取决于切面是切过室间隔还是左室后壁；（c）短轴切面，右侧瓣叶可为隔叶或前叶，左侧瓣叶可为前叶或后叶，取决于切面方位

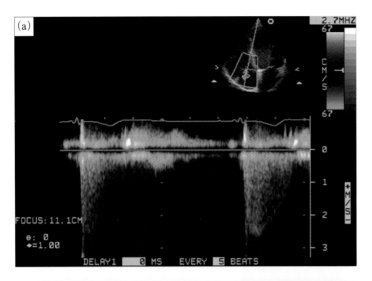

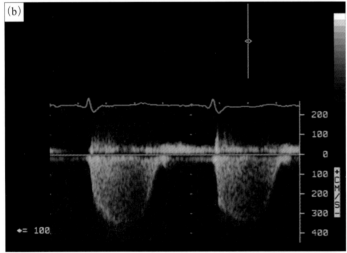

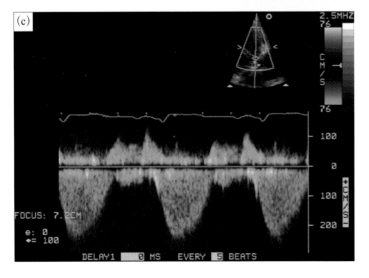

图 9.2 连续多普勒评估三尖瓣反流程度

（a）轻度三尖瓣反流，波形呈"匕首"形，频谱信号强度低；（b）中度三尖瓣反流，右房内可见较大反流束，频谱完整；（c）重度三尖瓣反流，频谱信号稠密，频谱轮廓可呈"三角形"

3　评估右心室大小与功能

详见第五章。

- 右心室进行性扩大及收缩功能下降时，即使无症状也应手术治疗[6]。
- 外伤后三尖瓣连枷样运动、重度反流导致右心室明显扩大（目前尚无明确的阈值），应早期进行瓣膜成形术[7]。

4　估测肺动脉压力

详见第六章。

5　超声心动图与外科手术

- 重度三尖瓣反流出现症状时有手术指征。其余指征参见表9.3。
- 心脏超声可以指导手术方式的选择：
  - 瓣环扩大所致者适合瓣环成形术
  - 严重的瓣叶关闭受限对成形技术的要求较高，可能需置换人工瓣膜
  - 三尖瓣脱垂可以进行成形
- 瓣叶严重增厚时，通常需瓣膜置换。

表 9.3　三尖瓣反流手术的超声指征

拟行左心手术者
合并中度或重度三尖瓣反流
三尖瓣瓣环内径大于等于 40mm（大于等于 21mm/m²）且伴有轻度反流（风湿性二尖瓣病变时）或中度以上反流（二尖瓣脱垂时）
无症状的单纯重度三尖瓣反流
进行性右心室扩大
进行性右心室收缩功能下降

三尖瓣狭窄

1　瓣膜形态

- 三尖瓣狭窄通常由风湿性疾病引起。少见原因包括先天性三尖瓣疾病（如：三尖瓣下移畸形、三尖瓣闭锁）、类癌综合征及系统性红斑狼疮或起搏器导线引起的瓣膜纤维变性等。

2 三尖瓣狭窄的超声改变

- 在二维图像上，瓣叶开放受限有时可能并不明显（图 9.3）。此时多普勒超声可以提供三尖瓣狭窄的诊断信息：
  - V_{max} 大于 1.0m/s（大于 1.5m/s 时可能性更大）[8]
  - 平均跨瓣压差大于 2mmHg[9, 10]
- 另一线索是右心室减小（充盈不足所致）、右心房扩大（后负荷升高所致）。
- 提示三尖瓣重度狭窄的指标包括：
  - 平均跨瓣压差大于等于 5mmHg
  - E 峰压力减半时间大于等于 190ms

3 手术治疗

- 有症状的重度三尖瓣狭窄患者需手术治疗，另外拟行左心手术的患者，必要时可同期进行三尖瓣手术。

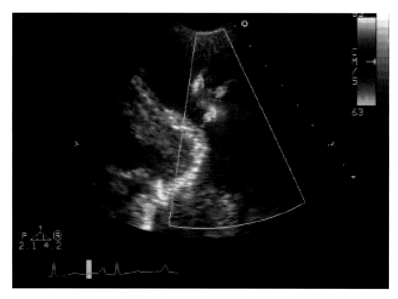

图 9.3 三尖瓣狭窄

三尖瓣狭窄容易被漏诊，因为与二尖瓣狭窄相比，其瓣叶的增厚和钙化程度较轻

 需要注意避免的错误

- 由于瓣叶增厚可能不明显，风湿性三尖瓣病变较容易被漏诊。孤立的风湿性三尖瓣病变极度罕见。所以，常用的技巧是，在发现二尖瓣病变可能为风湿性时，再仔细探查三尖瓣

三尖瓣疾病：超声报告要点

1. 三尖瓣形态与活动情况
   a. 开放呈"穹窿"样
   b. 瓣尖对合不良
   c. 瓣叶脱垂
2. 反流程度的分级
3. 如果瓣叶开放受限，注意测量跨瓣压差
4. 右心室大小与功能
5. 肺动脉压力
6. 左心瓣膜情况

肺动脉狭窄与反流

- 肺动脉狭窄（PS）几乎均为先天性病变（表 9.4）。它可能是复杂先天性心脏病（尤其是法洛四联症）的一部分，也可能与其他疾病（例如房间隔缺损）合并出现。还可能出现在多种先天性综合征（如 Noonan 综合征、Williams 综合征、Leopard 综合征等，详见表 14.1，第 141 页）。
- 肺动脉狭窄的血流梗阻 90% 发生在瓣膜水平，5% 在瓣下，1% 在瓣上，5% 在肺动脉分支处。

表 9.4　肺动脉瓣疾病的病因

肺动脉瓣狭窄
先天性
类癌综合征
肺动脉瓣反流
肺动脉瓣狭窄术后
心内膜炎
功能性： ● 肺动脉高压 ● 肺动脉或肺动脉瓣环扩张
类癌综合征

1 瓣膜形态

- 多切面评估：胸骨旁右室流出道长轴切面、胸骨旁短轴切面、改良的五腔心切面、剑突下切面。
- 彩色多普勒探及右室流出道收缩期湍流通常是提示肺动脉瓣狭窄的第一线索。
- 肺动脉瓣狭窄的超声改变包括：
  - 瓣叶发育不良、增厚（例如：Noonan 综合征）；或
  - 瓣叶相对菲薄，但开放呈"穹窿"样

2 是否存在肺动脉瓣反流

- 微量或少量肺动脉瓣反流属于正常现象，注意勿将源于瓣口边缘的反流束误认为是冠状动脉血流。
- 重度肺动脉瓣反流的超声征象见表 9.5。

表 9.5 重度肺动脉瓣反流的超声征象

彩色反流束较宽（例如：宽度大于 7.5mm 或大于右室流出道内径的 50%）[11]
主肺动脉远端或肺动脉分支处可探及舒张期反向血流（图 9.4）
反向血流频谱陡峭（压力减半时间小于 100ms）且频谱信号稠密[12, 13]（图 9.5）
肺动脉瓣反流持续时间与舒张期时长的比值[14]小于 0.77
右心室扩大、运动活跃

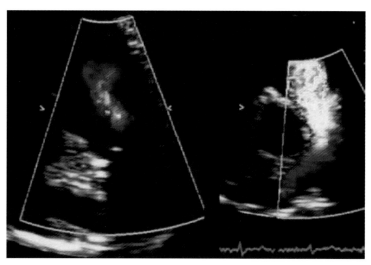

图 9.4 彩色多普勒评估肺动脉瓣反流

左图为轻度反流，反流束较窄，源于瓣叶水平；右图为重度反流，反流束充满右室流出道，右肺动脉内也可见反向血流

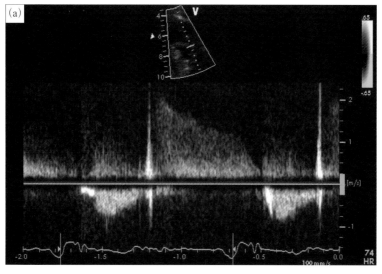

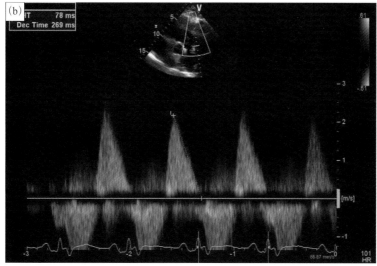

图 9.5 连续多普勒评估肺动脉瓣反流

(a) 正常的轻度肺动脉瓣反流的频谱，波峰缓慢降低；(b) 重度肺动脉瓣反流的压力减半时间小于 100ms，此例为 78ms

扫描二维码免费观看动态视频

图 9.4

3 测量跨瓣压差

肺动脉瓣狭窄程度分级的主要指标为跨瓣峰值流速 V_{max}（表 9.6）。以下情况提示重度狭窄[15, 16]。

● 肺动脉瓣跨瓣 V_{max} 大于 4.0m/s。

● 平均跨瓣压差大于 50mmHg（右心室收缩功能下降时，平均跨瓣压差可小于 50mmHg）。

表 9.6　肺动脉瓣狭窄程度的分级

	轻度	中度	重度
V_{max}（m/s）	< 3.0	3.0 ~ 4.0	> 4.0

4　明确梗阻的部位

● 右室流出道（漏斗部）的肌性狭窄或右室腔中段的肌性狭窄（即右室双腔心）可能被误诊为肺动脉瓣狭窄，但也有可能是肺动脉瓣狭窄所致的继发改变。
  ● 流出道狭窄的连续多普勒频谱可能在收缩晚期达到峰值，但也可能与瓣膜狭窄的频谱类似
  ● 脉冲多普勒可能有助于确定梗阻的部位
  ● 如果超声图像不清晰，可选择 CMR 进一步检查
● 肺动脉瓣上隔膜（很罕见）也可能被误认为是肺动脉瓣狭窄。

5　估测肺动脉压力

详见第六章。
● 肺动脉高压可能引起显著的肺动脉瓣反流。
● 左向右大量分流时，肺动脉瓣狭窄对肺血管床有保护作用。

6　测量肺动脉内径

探查主肺动脉及其分支是否扩张（表 9.7）。

表 9.7　肺动脉内径的正常参考值范围 [17]

测量部位	正常值
右室流出道内径	18 ~ 34
肺动脉瓣环	10 ~ 22
主肺动脉	9 ~ 29
右肺动脉	7 ~ 17
左肺动脉	6 ~ 14

7 评估右心室大小与功能

详见第五章。

8 其他影像学检查

如超声发现严重的肺动脉瓣疾病，CMR 检查可：

- 定量肺动脉瓣反流的程度：反流容积超过 40ml，反流分数大于 35% 定义为重度反流。
- 测量右心室容积，以利于前后比较。
- 评估右室流出道情况，鉴别是右室双腔心还是漏斗部狭窄。
- 评估肺动脉分支狭窄及肺灌注情况。

9 是否有手术指征

- 有症状或运动耐量减低的重度肺动脉瓣狭窄或反流患者，需手术治疗。
- 表 9.8 与表 9.9 列举了无症状患者的手术指征。
- 肺动脉瓣狭窄的手术方式首选球囊扩张，肺动脉瓣反流的手术方式首选瓣膜置换。

表 9.8 无症状肺动脉瓣狭窄的手术指征 [18]

如果瓣膜可成形，需 V_{max} 大于 4.0m/s
如果瓣膜不可成形，需 V_{max} 大于 4.3m/s
• V_{max} 小于 4.0m/s，且 • 右心室收缩功能减低 • 右室双腔心 或 • 房水平或室水平存在右向左分流
肺动脉分支管腔径狭窄超过 50% 且右心室收缩压大于 50mmHg

表 9.9 无症状重度肺动脉瓣反流的手术指征 [6, 18]

CMR 所测的右心室射血分数（RVEF）小于 40%
CMR 提示右心室扩大（舒张期容积大于等于 160ml/m² 或收缩期容积大于等于 82ml/m²）
右心室进行性扩大导致功能性三尖瓣反流达到中度及以上
心脏存在其他有明确手术指征的病变

需要注意避免的错误

- 如果存在肺动脉瓣狭窄或其他的右室流出道梗阻，不能单独使用三尖瓣反流 V_{max} 计算肺动脉收缩压。此时自 $4V_{tr}^2$ 中减去 $4V_{pulm}^2$ 可得出较准确的肺动脉收缩压估测值（tr—三尖瓣反流；pulm—肺动脉瓣）
- 当肺动脉瓣反流速度异常低时，漏诊重度肺动脉瓣反流

肺动脉瓣疾病：超声报告要点

1. 肺动脉瓣的形态与活动情况
2. 峰值流速 V_{max} 与平均跨瓣压差
3. 肺动脉瓣反流程度的分级
4. 右心室大小、形态与收缩功能
5. 肺动脉的内径
6. 肺动脉收缩压

（王　雨　林琼雯　译　　费洪文　校）

参考文献

[1] Badano LP, Agricola E, de Isla LP, et al. Evaluation of the tricuspid valve morphology and function by transthoracic real-time three-dimensional echocardiography. *Eur J Echocardiogr* 2009;10:477–484.

[2] Foale R, Nihoyannopoulos P, McKenna W et al. Echocardiographic measurements of the normal adult right ventricle. *Br Heart J* 1986; 56: 33–44.

[3] Dwivedi G, Mahadevan G, Jimenez D, Frenneaux M, Steeds R. Reference values for mitral and tricuspid annular dimensions using two-dimensional echocardiography. *Echo Research and Practice* published September 1, 2014, doi:10.1530/ERP-14-0062.

[4] Zoghbi WA, Enriquez-Sarano M, Foster E et al. Recommendations for evaluation of the severity of native valvular regurgitation with two-dimensional and Doppler echocardiography. *J Am Soc Echocardiogr* 2003;16(7):777–802.

[5] Lancellotti P, Tribouilloy C, Hagendorff A et al. European Association of Echocardiography recommendations for the assessment of valvular regurgitation. Part 2: mitral and tricuspid regurgitation (native valve disease). *Eur J Echocardiogr* 2010;11:307–332.

[6] Vahanian A, Alfieri O, Andreotti F et al. Guidelines on the management of valvular heart disease (version 2012). *Eur Heart J* 2012;33:2451–2496.

[7] Messika-Zeitoun D, Thomson H, Bellamy M, Scott C, Tribouilloy C, Dearani J, Tajik AJ, Schaff H, Enriquez-Sarano M. Medical and surgical outcome of tricuspid regurgitation caused by flail

leaflets. *J Thorac Cardiovasc Surg* 2004;128:296–302.

[8] Parris TM, Panidis JP, Ross J, Mintz GS. Doppler echocardiographic findings in rheumatic tricuspid stenosis. *Am J Cardiol* 1987;60(16):1414–1416.

[9] Ribeiro PA, Al Zaibag M, Al Kasab S et al. Provocation and amplification of the transvalvular pressure gradient in rheumatic tricuspid stenosis. *Am J Cardiol* 1988;61(15):1307–1311.

[10] Fawzy ME, Mercer EN, Dunn B, Al-Amri M, Andaya W. Doppler echocardiography in the evaluation of tricuspid stenosis. *Eur Heart J* 1989;10:985–990.

[11] Puchalski MD, Askovich B, Sower CT, Williams RV, Minicch LL, Tani LY. Pulmonary regurgitation: determining severity by echocardiography and magnetic resonance imaging. *Cong Heart Dis* 2008;3:168–175.

[12] Silversides CK, Veldtman GR, Crossin J et al. Pressure half time predicts hemodynamically significant pulmonary regurgitation in adult patients with repaired tetralogy of Fallot. *J Am Soc Echocardiogr* 2003;16:1057–1062.

[13] Yang H, Pu M, Chambers CE, Weber HS, Myers JL, Davidson WR. Quantitative assessment of pulmonary insufficiency by Doppler echocardiography in patients with adult congenital heart disease. *J Am Soc Echocardiogr* 2008;16:157–164.

[14] Van der Zwaan HB, Geleijnse ML, McGhie JS et al. Right ventricular quantification in clinical practice: two-dimension vs three-dimensional echocardiography compared with cardiac magnetic resonance imaging. *Eur J Echocardiogr* 2011;12:656–664.

[15] Silvilairat S, Cabalka AK, Cetta F, Hagler DJ, O'Leary PW. Echocardiographic assessment of isolated pulmonary valve stenosis: which outpatient Doppler gradient has the most clinical validity? *J Am Soc Echocardiogr* 2005;18(11):1137–1142.

[16] Baumgartner H, Bonhoeffer P, De Groot NMS et al. ESC guidelines for the management of grown-up congenital heart disease: The Task Force on the Management of Grown-up Congenital Heart Disease of the European Society of Cardiology (ESC). *Eur Heart J* 2010;31:2915–2957.

[17] Triulzi MO, Gillam LD, Gentile F. Normal adult cross-sectional echocardiographic values: linear dimensions and chamber areas. *Echocardiography* 1984;1:403–426.

[18] Nishimura RA, Otto CM, Bonow RO, et al. 2014 AHA/ACC guideline for the management of patients with valvular heart disease. *J Am Coll Cardiol* 2014;63:e57–e185.

10

第十章 人工心脏瓣膜

总论

- 与自体瓣膜相比，人工心脏瓣膜的有效瓣口面积较小，在正常状态下就有些"梗阻"。因此，鉴别是正常的"梗阻"还是病理性梗阻很重要。
- 人工心脏瓣膜有少量正常的反流，其反流形式依瓣膜类型而异。

1 人工心脏瓣膜的类型

- 人工心脏瓣膜有生物瓣和机械瓣两种（表 10.1a 和表 10.1b）[1]。
- 最常用的生物瓣是由动物组织制成的"异种移植"瓣（表 10.1a），瓣叶通常由猪的主动脉瓣或牛的心包制成。生物瓣由外至内的结构分别为：缝合环、瓣架及瓣叶。
- 无支架异种移植瓣研发的目的是希望改善瓣膜的血流动力学，提高耐久性，减少并发症（图 10.1c）。这类心脏瓣膜目前并不常用，但是仍有超声心动图检查的需求。
- 同种移植瓣（"同种异体移植"）采用的是人类心脏瓣膜。将这类瓣膜植入年轻患者体内以期达到比异种移植更好的耐久性，且不需要抗凝。这类瓣膜还可应用于心内膜炎患者。
- Ross 手术是将患者的肺动脉瓣自体移植至主动脉瓣部位，并且在肺动脉瓣部位使用同种移植瓣。这意味着，主动脉瓣的位置为自体活瓣，而压力较低的右心则采用同种移植瓣。以上两个瓣膜都需要超声心动图评估。
- 非缝合瓣膜可以简化瓣膜置换的流程，缩短高危患者的体外循环时间，还便于微创植入。目前这类瓣膜临床使用较少。
- 经导管植入的瓣膜是一种新型瓣膜，目前已有多种产品投入临床使用，其中最常用的是 Edwards SAPIEN（图 10.1g）和 Medtronic Corevalve（图 10.1h）。
- 目前最常用的机械瓣（表 10.1b）是双叶机械瓣（图 10.1d 和 10.1e），单叶侧倾碟瓣仍然在用（图 10.1f），既往植入的笼球瓣也仍需要心脏超声检查。双叶机械瓣通常由热解碳制成，而非金属。

表 10.1a　异种生物瓣

类型	品牌名
有支架瓣	
猪主动脉瓣	C-E SAV，C-E Duraflex，Mosaic，Epic，Hancock，SJM Biocor，Labcor porcine
牛心包瓣	Perimount，Mitroflow，Labcor pericardial，Biocor pericardial，Trifecta，C-E Biophysio，Sorin More，Sorin Soprano
非缝合瓣	Perceval S，Edwards Intuity，3F Enable，Trilogy
经导管瓣	SAPIEN，Corevalve，Jena，Portico
无支架瓣	
猪主动脉瓣	Toronto[*]，Medtronic Freestyle，Cryolife-O'Brien[*]，Koehler Elan，Labcor stentless，Edwards Prima，Biocor
牛心包瓣	Freedom Solo，Percarbon

注：C-E 代表 Carpentier-Edwards；SJM 代表 St Jude Medical；[*] 目前已退出市场。

表 10.1b　机械瓣

类型	品牌名
笼球瓣	Starr-Edwards
单叶侧倾碟瓣	Björk-Shiley，Medtronic-Hall，Sorin Allcarbon，Omnicarbon，Koehler Ultracor
双叶机械瓣	St Jude，Carbomedics，On-X，Sorin bicarbon，ATS，Medtronic Advantage，Edwards Mira

2　人工心脏瓣膜的并发症

下述情况可引起相关的临床症状。

● 人工瓣膜功能异常。

● 感染性心内膜炎。

● 其他：左心室或右心室功能不全，其他瓣膜问题。

超声心动图对上述疾病的鉴别诊断有重要价值。人工心脏瓣膜的并发症（表 10.2）可能导致瓣膜反流或梗阻。

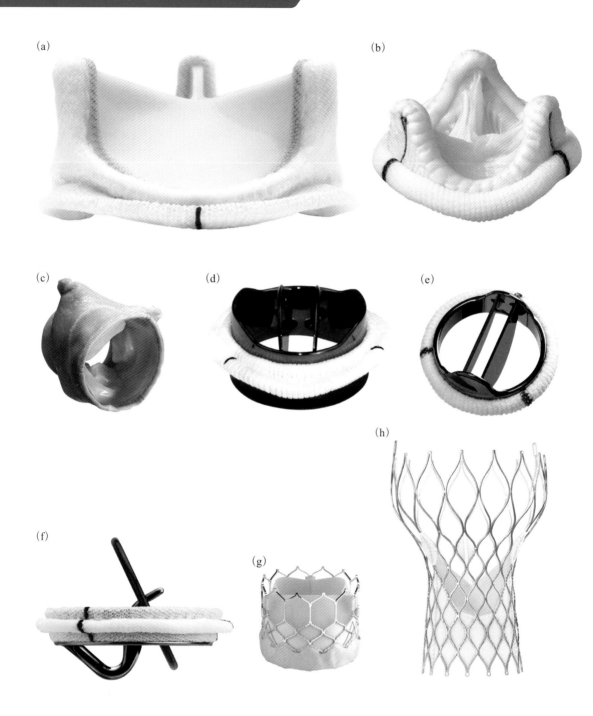

图 10.1　人工心脏瓣膜的图片（英文为品牌名）

有支架生物瓣：（a）Magna-Ease（牛心包瓣）；（b）Epic（猪主动脉瓣）

无支架生物瓣：（c）Medtronic Freestyle

二尖瓣位双叶机械瓣：（d）On-X；（e）Master HP

单叶侧倾碟瓣：（f）Medtronic-Hall

经导管瓣膜：（g）Edwards SAPIEN；（h）Medtronic Corevalve（以上图片经 Edwards Lifesciences Corp、Medtronic、On-X 和 St Jude Medical 等公司授权使用）

表 10.2 人工心脏瓣膜的并发症

并发症	机械瓣	生物瓣	超声心动图表现
瓣膜衰竭	−	+++	瓣叶增厚，反流比狭窄常见
血栓形成	+++	+	瓣口梗阻
血栓栓塞	+++	++	无
感染	++	++	赘生物，脓肿，瓣环撕脱
血管翳	+	+	瓣叶的开放或关闭受限。偶可为间歇性的开放或关闭受限
瓣环撕脱	++	++	瓣周漏
出血	+++	+	无

3 左心室、右心室功能以及肺动脉压力

- 左心室高动力状态提示可能存在重度的人工主动脉瓣或二尖瓣瓣周漏。
- 肺动脉压力升高时需注意二尖瓣位人工瓣功能是否正常。

4 何时需行 TEE 检查

TTE 和 TEE 互为补充，通常为先行 TTE，再进一步行 TEE 检查（表 10.3）。对于赘生物和主动脉根部后方脓肿，TEE 检查显示更清楚；主动脉根部前方脓肿的显示则是 TTE 更有优势。

表 10.3 TEE 检查的适应证

临床怀疑感染性心内膜炎
TTE 检查提示瓣口梗阻，需进一步： ● 观察瓣叶活动度 ● 观察是否存在血栓、血管翳或赘生物
观察主动脉瓣位人工瓣的瓣叶开放情况，鉴别是人工瓣膜 − 患者不匹配还是病理性梗阻
溶血（常为细小反流束，TTE 不易探及）
有相关的临床症状，但 TTE 图像质量欠佳影响诊断
存在二尖瓣瓣周漏，但其程度不确定
国际标准化比值（INR）达标但仍出现血栓栓塞（为明确是否存在血管翳或血栓）

主动脉瓣位人工瓣膜

1 瓣叶形态是否正常

- 正常的生物瓣瓣叶应纤薄（小于3mm）并完全开放。

- 胸骨旁长轴切面探查时，如果声束能垂直于瓣环平面，则收缩期可清楚显示双叶机械瓣瓣叶的开放。M型超声可观察到幅度不大的瓣叶启闭活动。

- 单叶侧倾碟瓣或笼球瓣的瓣叶在胸骨旁长轴切面可能难以清晰显示；笼球瓣的笼罩状瓣架通常在心尖长轴切面更易显示。

- 彩色血流在各切面均能充满流出道和瓣口，也可提示人工瓣开放正常。

- 人工瓣瓣架应无摆动，否则可能存在大量瓣周漏。

- 无支架瓣膜植入术后可能出现主动脉根部血管壁增厚，这通常由水肿和血肿所致，在6个月内可逐渐消退。对于其他类型的人工瓣膜，主动脉根部普遍或局部的增厚，或存在异常无回声区均提示可能为感染性心内膜炎。

2 是否存在反流

- 所有机械瓣均存在"生理性"反流，它们可能出现于瓣叶关闭时、关闭后或全舒张期均出现（图10.2）。10%的正常生物瓣可出现微量或轻度的瓣内反流。

- 要鉴别正常反流和病理性反流，需要明确反流的起始部位及严重程度。对于生物瓣，还需要观察瓣叶是否增厚。

2.1 *反流的起始部位*

- 有多少束反流，是瓣内反流（图10.2）还是瓣周反流（图10.3），或两者并存？反流束起始部与缝合环的相对位置关系是辨别其起源的关键。

- 不同种类的机械瓣，其瓣内反流形式也有所不同，详见图10.2。

- 双叶机械瓣的正常瓣内反流起源于瓣环内缘，注意不要误认为是瓣周漏。

- 在胸骨旁短轴切面，可以把缝合环想象成钟表，主动脉瓣瓣周漏的位置可以按此描述。

- 生物瓣瓣叶增厚伴轻度反流是瓣膜衰竭的早期信号，尤其当反流或增厚有进展时。

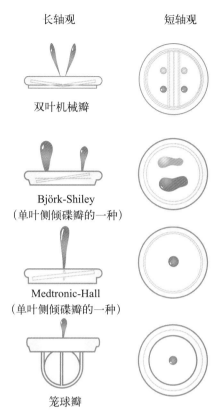

长轴观　　　　　短轴观

双叶机械瓣

Björk-Shiley
（单叶侧倾碟瓣的一种）

Medtronic-Hall
（单叶侧倾碟瓣的一种）

笼球瓣

图 10.2　不同种类机械瓣的正常反流

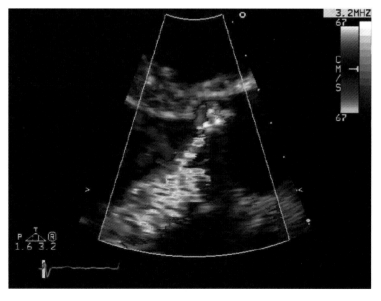

图 10.3　瓣周漏

主动脉瓣位双叶机械瓣，在胸骨旁长轴切面清晰显示一束异常血流，始于缝合环外，偏向左心室后方

2.2 反流的严重程度

- 机械瓣的正常瓣内反流通常流速低，因此颜色较暗淡，其连续多普勒频谱信号强度非常低或不完整。

- 反流较多时，采用与自体主动脉瓣反流相同的方法进行评估（见第 65—69 页）。因为瓣周漏通常为偏心血流，测量其宽度与左室流出道内径的比值可能比较困难。

- 瓣周漏的严重程度也可通过评估反流束占缝合环周长的比例来判断：小于 10% 为轻度，10% ~ 20% 为中度，大于 20% 为重度。当存在多束瓣周漏时（TAVI 手术时可发生），此法相对不可靠。

3 多普勒测量

- 若患者无不适且二维探查时瓣叶形态、活动均正常，则仅在心尖切面用连续多普勒测量跨瓣流速即可。若对瓣膜功能有疑问，则需多切面测量。

- 脉冲多普勒的取样位置不能太靠近人工瓣膜，否则容易高估 EOA。

- 需要获取的参数至少包括 V_{max}、平均跨瓣压差和用连续性方程得出的 EOA[2]。

- 瓣口高速血流较常见，一般由下列情况所致：
  - 病理性梗阻（见后文第 4 部分）
  - 人工瓣膜 – 患者不匹配（见后文第 5 部分）

4 是否存在梗阻

- 人工瓣膜梗阻的可靠征象如下（表 10.4）：
  - 生物瓣瓣叶增厚、不活动
  - 机械瓣瓣叶固定，即卡瓣。卡瓣在心尖五腔心切面和心尖长轴切面观察要比在胸骨旁切面容易
  - 跨瓣血流束变细进一步证实二维超声的发现
  - 如果 TTE 检查难以确诊，可以尝试以下方法
    - TEE 检查，但机械瓣瓣叶仍有可能显示不清
    - X 线透视检查，一般的导管室均可完成
    - CT 检查，可以观察是否存在血管翳

- 将 V_{max}、平均跨瓣压差和用连续性方程得出的 EOA 等数值与同类型同尺寸瓣膜的正常值（见附录 3，表 A3.5 和表 A3.6，第 211—213 页）和（或）该患者既往的测值比较，两者之间的差异大小是判断梗阻与否的指标。与既往测值相比，差异大于 25% 通常认为存在梗阻，而小于 25% 可认为是测量误差。

表 10.4　人工主动脉瓣梗阻的超声征象

生物瓣瓣叶增厚、活动受限；机械瓣瓣叶活动受限
跨瓣彩色血流束变细
相关测值超出正常范围（附录 3，表 A3.5 和表 A3.6）
与既往检查结果比较，测值的变化超过 25%
在无既往测值对比的情况下，如果出现以下情况，应考虑梗阻的可能 [2]： • V_{max} 大于 4.0m/s • 平均跨瓣压差大于 35mmHg • EOA 小于 0.8cm^2 • 达峰时间大于 100ms*

注：*主动脉瓣口血流从开始射血至达到 V_{max} 的时间。

5　人工瓣膜 – 患者不匹配

- 此时人工瓣膜功能本身是正常的，只是对于患者的体型来说有效瓣口面积偏小。
- 尽管人工瓣膜 – 患者不匹配会增加不良事件的风险，也会影响左心室肥大的逆转，但是只在患者出现症状（通常为气促）时，才需要临床干预。
- 人工瓣膜 – 患者不匹配的定义如下：
  - 体表面积校正后 EOA 小于 0.85cm^2/m^2（小于 0.6cm^2/m^2 为重度）
  - EOA 在相同品牌、相同型号瓣膜的正常参考值范围内
  - 瓣叶形态及开放正常

6　早期人工瓣膜衰竭的信号

- 第三代有支架主动脉瓣生物瓣在置换约 7 年后开始出现衰竭 [3]，因此指南建议第 10 年开始每年均需常规行超声心动图检查 [4]。
- 人工瓣膜种类不同，其衰竭的方式也有所不同。有支架生物瓣常表现为瓣叶基底部出现小的撕裂，超声表现为瓣叶增厚及细小反流束。

7　经导管主动脉瓣植入术（TAVI）

- 评估 TAVI 瓣膜的方法与评估其他类型的人工主动脉瓣类似 [5]。
- 由于缺乏长期随访数据，TAVI 瓣膜的评估应至少每年进行一次，以早期发现可能的瓣膜功能衰竭。
- 主动脉瓣瓣尖处血流较左室流出道快，如果脉冲多普勒取样位置太靠近左室流出道，可能高估 EOA。

- 轻度瓣周漏仍然是不良事件的预测因子。瓣周漏可能为多束，可能合并瓣内反流。

⚠ 需要注意避免的错误

- 双叶机械瓣的正常瓣内反流起源于瓣环内缘，勿误为瓣周漏
- 仅根据 V_{max} 升高这一指标诊断人工瓣膜梗阻

主动脉瓣位人工瓣膜：超声报告要点

1. 瓣叶的形态
2. V_{max}、平均跨瓣压差和 EOA
3. 是否存在反流，反流的起源和程度
4. 如果跨瓣血流速度快、压差高，需鉴别：
   a. 是否为病理性梗阻
   b. 是否为人工瓣膜 – 患者不匹配
5. 左心室大小和功能：
   a. 左心室扩大、高动力状态提示可能存在重度主动脉瓣（或二尖瓣）反流
   b. 重度主动脉瓣狭窄可导致左心室扩大，收缩功能下降
6. 主动脉：
   a. 升主动脉内径
   b. 若拟置换的主动脉瓣为二叶瓣，需排除主动脉缩窄

二尖瓣位人工瓣膜

1 瓣叶形态是否正常

- 与主动脉瓣位人工瓣相比，二尖瓣位人工瓣要更容易观察。
- 一些正常但是容易引起困惑的现象：
  - 双叶机械瓣的两个瓣叶可能关闭略不同步
  - 左心室腔内空泡（气泡）在所有类型的机械瓣中均可出现，双叶机械瓣尤为明显
  - 如果外科手术保留了部分腱索，人工瓣可能存在轻微摆动
  - 人工瓣上可有纤维条索附着（TEE 显示更清晰）

- 若舒张期彩色血流在所有切面均可充满瓣口，提示瓣叶开放正常。

2　是否存在反流

- 容易观察到的反流束大部分都是瓣周漏，因为正常的瓣内反流通常都被声影遮盖，难以观察，除非左心房非常大。
- 即使瓣周漏血流在心房内显示受限，其心室面的血流会聚区通常均可探及。在短轴切面将二尖瓣瓣环想象成钟表，根据心室面的血流会聚区即可对瓣周漏进行定位。

3　人工二尖瓣反流的严重程度

- 重度瓣周漏通常较易观察，其表现如下：
  - 左心室内血流会聚区较大
  - 缩流颈较宽
  - 左心室高动力状态
  - 连续多普勒频谱信号强度高，尤其是心房与心室间压力快速均衡时频谱呈"匕首"样
- 如果对瓣周漏的严重程度有疑问，可行 TEE 检查评估反流束宽度、心房内反流束大小和肺静脉血流情况（例如：是否存在收缩期反向血流）。

4　是否存在梗阻

见表 10.5。

- 诊断梗阻一般依靠二维及彩色多普勒评估。
- 测量峰值流速和平均压差，并与正常值比较（见附录 3，表 A3.7，第 213—214 页）。
- 压力减半时间估算瓣口面积适用于自体瓣膜（见附录 4，A4.3 部分，第 216 页），不能用于人工瓣膜。但诊断瓣膜梗阻可参考压力减半时间的延长情况（图 10.4）。
- 通常不常规测量 EOA。如果患者术后仍存在气促或肺动脉压力仍较高，此时即使平均跨瓣压差在正常或临界区间，也应测量 EOA 以进一步明确人工瓣膜是否存在梗阻。其计算方法如下：
  - 每搏输出量 / 跨二尖瓣速度时间积分
- 人工瓣膜 – 患者不匹配可参照经体表面积校正后的 EOA 进行分级：
  - 中度，$0.9 \sim 1.2$ cm^2/m^2
  - 重度，小于 0.9 cm^2/m^2

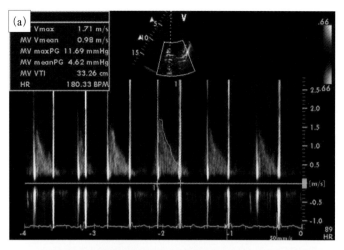

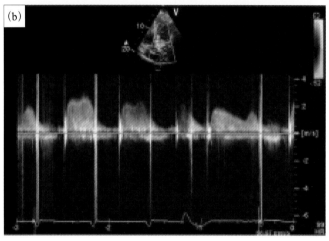

图 10.4　二尖瓣口血流频谱

（a）瓣膜置换术后早期，压力减半时间为 50ms；（b）患者停用华法林后因肺水肿再住院，此时压力减半时间为 350ms

表 10.5　人工二尖瓣梗阻的超声征象[2]

生物瓣瓣叶增厚，活动受限；机械瓣瓣叶活动受限
跨瓣彩色血流束变细
压力减半时间大于 200ms 且 V_{max} 大于等于 2.5m/s
与前次检查对比，测值变化超过 25%
肺动脉压力升高
EOA 小于 1.0cm^2
VTI$_{二尖瓣}$ / VTI$_{左室流道}$ 大于 2.5

需要注意避免的错误

- 二尖瓣置换术后由于声影遮盖，二尖瓣反流在左心房内可能难以观察。此时可用非标准切面在左心室内寻找反流束的血流会聚区。
- 左心室高动力状态时，未考虑是否存在严重的瓣周漏
- 在严重溶血时，未进行 TEE 检查以排除小的瓣周漏

二尖瓣位人工瓣膜：超声报告要点

1. 瓣叶的形态
2. V_{max}、平均跨瓣压差和压力减半时间
3. 是否存在反流，反流的起源和程度
4. 是否存在梗阻
5. 左心室大小和功能：
   a. 重度二尖瓣反流时左心室扩大、高动力状态
   b. 重度二尖瓣狭窄时左心室缩小
6. 右心室大小和肺动脉压力

三尖瓣位人工瓣膜

1 瓣叶形态是否正常

需多切面扫查。胸骨旁右室流入道长轴切面通常能清晰显示人工三尖瓣瓣叶。以下情况提示人工瓣膜功能正常。

- 瓣叶形态及活动正常。
- 在各切面舒张期血流均可充满瓣口。
- 瓣架没有摆动（若有，需考虑瓣环与周围组织撕脱）。
- 瓣口没有异常的团块（若有，可能为赘生物或血栓）。

2 是否存在反流

- 反流源于瓣内还是瓣周，或两者都有？
- 反流程度的分级方法同自体三尖瓣。反流束的缩流颈宽度大于 7mm 提示重度反流。
- 肝静脉内反向血流和右心室高动力状态是重度反流的间接征象。

3 是否存在梗阻

见图 10.5 及表 10.6。

- 右心机械瓣血栓形成要比左心机械瓣常见。

- 应测量的数据至少包括 V_{max}、平均压差和压力减半时间。由于受呼吸影响较大，需测量至少 3 ~ 5 个心动周期再取平均值，即使患者为窦性心律。

- 人工三尖瓣生物瓣衰竭通常经 TTE 检查即可确诊。人工机械瓣梗阻的具体原因通常需要依赖 TEE 检查。

- 无论血栓大小，右心瓣膜血栓的首选治疗方案为溶栓。这与左心瓣膜血栓不同。

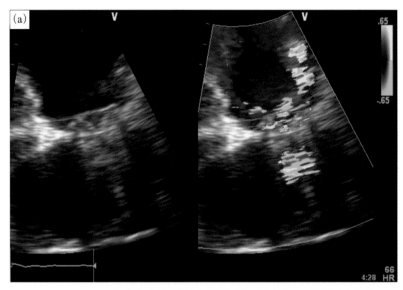

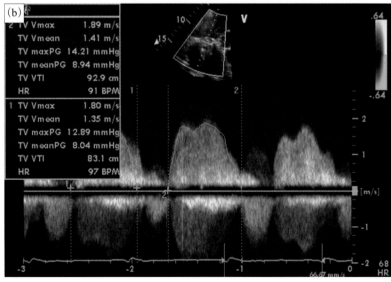

图 10.5 三尖瓣位双叶机械瓣梗阻

（a）瓣叶固定于半开放状态；（b）连续多普勒测量平均压差在 8 ~ 9mmHg 之间

表 10.6 人工三尖瓣梗阻的超声征象 [2, 6, 7]

生物瓣瓣叶增厚、活动受限；机械瓣瓣叶活动受限
跨瓣彩色血流束变细
下腔静脉扩张或右心房扩大
V_{max} 大于 1.6m/s（无严重三尖瓣反流时）
平均跨瓣压差大于 6mmHg
E 峰压力减半时间大于 230ms

肺动脉瓣位人工瓣膜

肺动脉瓣狭窄通常使用经皮介入的方法治疗。以下情况可能需要瓣膜置换。

- 纠正肺动脉瓣狭窄术后出现的重度反流，例如法洛四联症术后。
- 在 Ross 手术中替换被移植至主动脉瓣位的肺动脉瓣。

1 瓣叶形态是否正常

肺动脉瓣瓣叶的超声探查比较困难，需多切面扫查，包括剑突下切面。

2 是否存在反流

反流程度的分级同自体肺动脉瓣（见表 9.5，第 98 页）。

3 是否存在梗阻

见表 10.7。

- 有既往检查做对比的异常数值要比单次发现的异常数值更可信。目前使用的正常参考值范围来源于小样本研究。
- 不管是首次发现的还是进展性的右心室收缩功能下降，都需警惕肺动脉瓣病变的可能。但需注意，心脏外科手术后，三尖瓣瓣环的收缩期位移以及组织多普勒收缩期峰值速度通常都会降低。

表 10.7 人工肺动脉瓣梗阻的超声征象 [2, 8]

瓣叶增厚或活动受限
跨瓣彩色血流束变细
同种移植瓣的峰值流速超过 2.0m/s 以上、其他类型人工瓣的峰值流速超过 3.0m/s 以上，可考虑瓣膜梗阻可能，需进一步确诊

续表

与既往检查结果对比后确认的跨瓣血流增快（较单一测值可靠）
右心室收缩功能下降

 需要注意避免的错误

- 当肺动脉瓣为人工瓣膜时，使用三尖瓣反流压差估测肺动脉收缩压

三尖瓣位或肺动脉瓣位人工瓣膜：超声报告要点

1. 瓣叶的形态
2. V_{max}、平均压差以及三尖瓣的压力减半时间
3. 是否存在反流，反流的起源及程度
4. 右心室大小和功能：
   a. 重度三尖瓣或肺动脉瓣反流时右心室扩大、高动力状态
   b. 重度三尖瓣狭窄时右心室缩小
   c. 重度肺动脉瓣狭窄时可出现右心室扩大、运动减弱
5. 肺动脉内径

（侯乐正　谢秋 **译**　费洪文 **校**）

参考文献

[1] Jamieson WR. Update on technologies for cardiac valvular replacement, and transcatheter innovations, and reconstructive surgery. *Surg Technol Int* 2010;20:255–281.

[2] Zoghbi WA, Chambers JB, Dumesnil JG et al. American Society of Echocardiography recommendations for evaluation of prosthetic valves with two-dimensional and Doppler echocardiography. *J Am Soc Echocardiogr* 2009;22:975–1014.

[3] Grunkemeier GL, Li H-H, Naftel DC, Starr A, Rahimtoola SH. Long-term performance of heart valve prostheses. *Curr Prob Cardiol* 2000;25:73–156

[4] Nishimura RA, Otto CM, Bonow RO et al. 2014 AHA/ACC guideline for the management of patients with valvular heart disease. *J Am Coll Cardiol* 2014;63:e57–e185.

[5] Zamorano JL, Badano LP, Bruce C et al. EAE/ASE recommendations for the use of echocardiography in new transcatheter interventions for valvular heart disease. *J Am Soc Echocardiogr* 2011;24:937–965 and *Eur Heart J* 2011;32:2189–2214.

[6] Connolly HM, Miller FA, Jr., Taylor CL, Naessens JM, Seward JB, Tajik AJ. Doppler hemodynamic profiles of 82 clinically and echocardiographically normal tricuspid valve prostheses. *Circulation* 1993;88(6):2722–2727.

[7] Kobayashi Y, Nagata S, Ohmori F, Eishi K, Nakano K, Miyatake K. Serial doppler echocardiographic evaluation of bioprosthetic valves in the tricuspid position. *J Am Coll Cardiol* 1996;27(7):1693–1697.

[8] Novaro GM, Connolly HM, Miller FA. Doppler hemodynamics of 51 clinically and echocardiographically normal pulmonary valve prostheses. *Mayo Clinic Proceedings* 2001;76(2):155–160.

11 第十一章　心内膜炎

　　感染性心内膜炎发病率低（年发病率约为 10 例 /10 万人），死亡率高，达 20% 左右，约 40% 的患者需要外科手术治疗[1]。感染性心内膜炎的诊断一般根据杜克标准（Duke criteria）（附录 3，表 A3.3），其中超声心动图的主要标准为：赘生物、局部并发症或瓣膜破坏。

1　是否存在赘生物

- 典型的赘生物是附着于瓣膜上的团块，其活动独立于瓣叶，偶尔可与瓣叶融为一体、难以分辨。
- 感染性赘生物有时很难与心脏的其他结构（例如：发生钙化或退行性变的瓣膜、纤维条索或断裂的腱索）相鉴别，这对临床判断感染性心内膜炎可能性较低的患者的超声诊断带来了挑战。此时对团块应给出恰当的描述性诊断（表 11.1），以免带来误导。
- 观察赘生物的大小和活动度。活动度大、长度大于 10mm 的赘生物有较高的栓塞风险[2]，可能需及早外科手术。
- 赘生物通常附着在瓣膜上，但是也可以出现在异常高速血流冲击处，或室间隔缺损口的周围。

表 11.1　团块的描述用语

"典型的赘生物"
"符合赘生物特征"
"符合赘生物特征，但尚不能确诊为赘生物"
"符合赘生物特征，但更倾向为退行性钙化病灶"
"更符合退行性钙化病灶"

2　是否存在并发症

- 新发的瓣周漏是人工瓣膜心内膜炎的可靠征象。

- 如果有脓肿形成，通常需外科手术干预。
- TTE 检查适合显示主动脉根部前方的脓肿（图 11.1）；TEE 检查适合显示主动脉根部后方的脓肿。

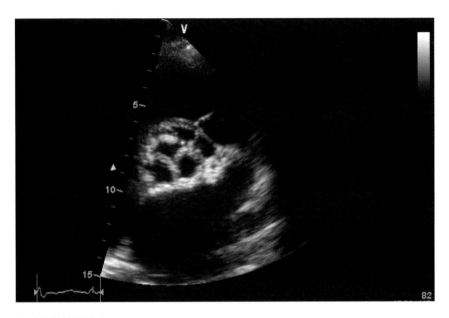

图 11.1 主动脉瓣瓣周脓肿

胸骨旁心底短轴切面，肺动脉与主动脉之间以及主动脉前方存在异常腔隙。另外，感染性心内膜炎还导致主动脉瓣增厚

3 是否存在瓣膜破坏

- 瓣膜破坏的表现可能为：
  - 瓣叶组织破坏后出现异常运动（图 11.2）
  - 瓣叶穿孔
  - 新发的瓣叶脱垂
  - 新发或加重的瓣膜反流

4 评估其他瓣膜

- 感染性心内膜炎可累及多个瓣膜，尤其当致病菌为侵袭性细菌（如金黄色葡萄球菌）时。
- 主动脉瓣反流束冲刷二尖瓣前叶，可能导致感染播散，在前叶形成赘生物，或导致二尖瓣局部感染，形成二尖瓣瘤或穿孔。

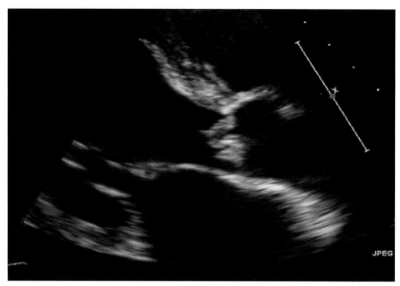

图 11.2　瓣膜破坏

5　评估反流的程度

- 评估方法与其他原因引起的反流相同（详见第七至九章）。
- 由于赘生物、断裂腱索或破损瓣叶振动引起的伪像，彩色多普勒及频谱多普勒图像常难以解读(图 11.3)。此时左心室收缩的幅度可提示反流的严重程度。
- 重度反流时有外科手术指征，尤其当合并左心室收缩功能下降时。

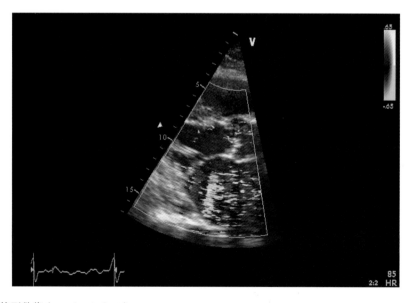

图 11.3　梳形伪像（comb artefact）

由附着于二尖瓣后叶上的赘生物的振动引起，导致彩色血流信号充满左心房，并溢出到心脏外

扫描二维码免费观看动态视频

图 11.3

6　评估左心室

- 左心室收缩末期前后径进行性扩大，提示需外科手术治疗。
- 急性重度主动脉瓣反流时，注意测量二尖瓣前向血流 E 峰的减速时间，如果小于 150ms，提示左心室舒张末期压力升高，有急诊外科手术指征。

7　明确易感因素

- 约半数的感染性心内膜炎发生于正常心脏，余下半数存在易感因素（表 11.2）。
- 起搏器及植入式除颤仪（ICD）引起的感染性心内膜炎越来越常见。

表 11.2　感染性心内膜炎的易感因素

心脏自体瓣膜疾病
心脏人工瓣膜置换术后
既往感染性心内膜炎病史
先天性心脏病（除外单纯房间隔缺损）[3]
肥厚型心肌病
起搏器或 ICD 植入术后

8　临床怀疑感染性心内膜炎，但 TTE 检查结果为阴性时的对策

- 此时下一步的检查方案需综合判断，考虑包括感染性心内膜炎的临床概率、患者病情的轻重以及 TTE 检查图像质量等在内的各种因素。
- 如果临床判断感染性心内膜炎的可能性低或已找到其他合理诊断，则无须复查超声心动图。
- 如果临床判断感染性心内膜炎的可能性为中等或更高，可选择 TEE 检查，或观察 7 ~ 10 天后再行 TTE 和（或）TEE 检查[4, 5]。

9 何时需要行 TEE 检查

- 明确的 TEE 检查适应证见表 11.3。
- 如果患者有植入人工心脏瓣膜或起搏器或 ICD，通常需要行 TEE 检查。因为此时检出赘生物及感染性心内膜炎并发症的可能性较高。
- 对 TTE 检查已确诊的感染性心内膜炎，指南 [6, 7] 建议适当放宽 TEE 检查的指征，目的是更准确地测量赘生物大小，检出并发症。在实际工作中，当检查结果不会改变治疗方案（例如已经决定行外科手术治疗）时，通常不再进一步行 TEE 检查。

表 11.3 感染性心内膜炎行 TEE 检查的适应证

人工心脏瓣膜（尤其是机械瓣）置换术后患者，诊断尚不明确
起搏器或 ICD 植入术后
TTE 检查怀疑脓肿，或临床怀疑脓肿（例如：长 PR 间期）
TTE 检查结果正常或可疑，临床中度或高度怀疑感染性心内膜炎

 需要注意避免的错误

- 超声心动图不应成为发热查因患者的常规检查手段，因为感染性心内膜炎的发生率较低，超声心动图存在误诊的风险（例如：其他原因导致的主动脉瓣增厚，此时易误为感染性心内膜炎）
- 把非感染性"赘生物"误认为是赘生物
- 忽略了瓣膜反流进行性加重是感染性心内膜炎的征象之一
- 在诊断已经明确、TEE 检查不能提供额外信息时，仍过度行 TEE 检查

感染性心内膜炎：超声报告要点

1. 是否存在赘生物、相关并发症或瓣膜破坏的证据
2. 反流程度的分级
3. 是否存在易感因素及其严重程度（例如：瓣膜狭窄或室间隔缺损）
4. 左心室大小和功能（三尖瓣感染性心内膜炎时应评估右心室大小和功能）
5. 是否存在提示左心室充盈压高的限制性充盈频谱

（侯乐正 谢 秋 译 费洪文 校）

参考文献

[1] Chambers J, Sandoe J, Ray S et al. The infective endocarditis team: recommendations from an international working group. *Heart* 2014;100:524–527.

[2] Thuny F, Disalvo G, Belliard O et al. Risk of embolism and death in infective endocarditis: prognostic value of echocardiography: a prospective multicenter study. *Circulation* 2005; 112:69–75.

[3] Verheugt CL, Uiterwaal CSPM, van der Velde ET, et al. Turning 18 with congenital heart disease: prediction of infective endocarditis based on a very large population. *Eur Heart J* 2011;32:1926–1934.

[4] Vieira MLC, Grinberg M, Pomerantzeff PMA, Andrade JL, Mansur AJ. Repeated echocardiographic examinations of patients with suspected infective endocarditis. *Heart* 2004;90:1020.

[5] Habib G, Badano L, Tribouilloy C et al. Recommendations for the practice or echocardiography in infective endocarditis. *Eur J Echocardiogr* 2010;11:202–219.

[6] Baddour LM., Wilson WR, Bayer AS et al. Infective endocarditis: diagnosis, antimicrobial therapy, and management of complications: a statement for healthcare professionals from the Committee on Rheumatic Fever, Endocarditis, and Kawasaki Disease, Council on Cardiovascular Disease in the Young, and the Councils on Clinical Cardiology, Stroke, and Cardiovascular Surgery and Anesthesia, American Heart Association – executive summary: endorsed by the Infectious Diseases Society of America. *Circulation* 2005;111:3394–3434.

[7] Habib G, Hoen B, Tornos P et al. Guidelines on the prevention, diagnosis, and treatment of infective endocarditis (new version 2009). *Eur Heart J* 2009;30:2369–2413.

12 第十二章 主动脉和主动脉夹层

主动脉

- 主动脉根部指主动脉瓣环和窦管交界之间的主动脉（图 12.1）。主动脉窦部内径是心脏超声检查的常规测量指标。
- 升主动脉自主动脉根部向上延伸至主动脉弓，其超声探查比根部困难。除了常规的左侧胸骨旁切面，有时还需要用到额外的声窗（胸骨上窝、右侧胸骨旁和高位的左侧胸骨旁等），尤其是高度怀疑主动脉扩张时，例如：

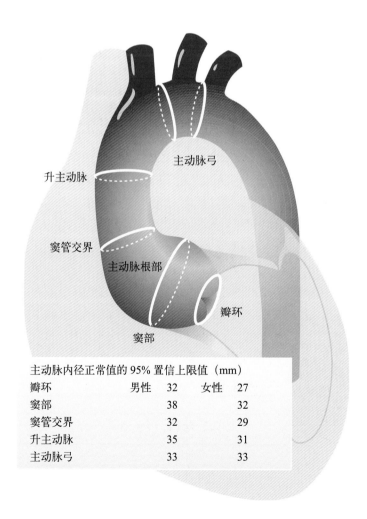

主动脉内径正常值的 95% 置信上限值（mm）				
瓣环	男性	32	女性	27
窦部		38		32
窦管交界		32		29
升主动脉		35		31
主动脉弓		33		33

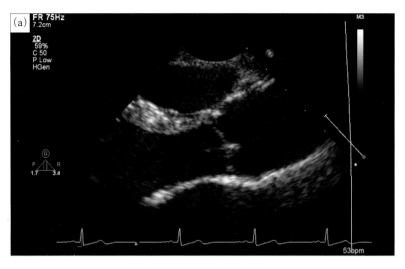

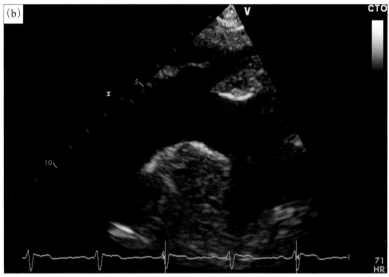

图 12.1 不同节段主动脉的内径的测量

胸主动脉分为：①根部，主动脉瓣环和窦管交界处之间；②升主动脉，窦管交界处和无名动脉开口处之间；③主动脉弓，无名动脉和左锁骨下动脉开口远心端 2cm 处之间；④降主动脉，从左锁骨下动脉开口处远心端 2cm 处的峡部到膈平面。腹腔干周围的上段腹主动脉从剑突下切面探查。（a）胸骨旁长轴切面，可测量主动脉瓣环、主动脉窦部、窦管交界和升主动脉内径；（b）胸骨上窝切面，可测量主动脉弓内径

- 在常规切面观察到主动脉根部或升主动脉扩张
- 较重的主动脉瓣狭窄或反流
- 二叶主动脉瓣
- 伴有主动脉扩张的先天性综合征，例如马方综合征（表 12.1）

表 12.1 主动脉扩张的病因

动脉粥样硬化（高血压、吸烟、年龄）
先天性综合征：马方综合征、IV 型 Ehlers-Danlos 综合征、Loeys-Dietz 综合征、Turner 综合征
主动脉瓣环扩张症（annuloaortic ectasia）
二叶主动脉瓣
感染——梅毒，金黄色葡萄球菌
炎性疾病——大动脉炎、巨细胞动脉炎、白塞病、类风湿关节炎、强直性脊柱炎
外伤*——减速伤、心导管手术损伤
主动脉夹层*

注：*通常表现为急症，偶可为慢性病程。

- 主动脉内径用二维超声而不是 M 型超声测量，但具体测量方法仍未达成共识：
  - 最新的指南[1, 2]推荐"内缘 – 内缘"法，而不是"前缘 – 前缘"法。这与 CT 和 CMR 的测量方法一致（译者注 12，详见第 222 页）
  - 大部分正常参考值使用的是舒张期测值，也有指南推荐测量"可测得的最大内径"[3]
  - 我们建议同一诊疗中心使用统一的测量方法（例如：在舒张期可采集的最清晰图像上测量内缘到内缘的距离）
  - 如果主动脉内径超声测值与需手术干预的阈值接近，通常需经 CT 或 CMR 确认
- 基于多种影像手段得出的主动脉内径正常参考值 95% 置信上限值见表 12.2。指南给出的主动脉扩张的阈值是：
  - 升主动脉内径大于 40mm（大于 21mm/m²）
  - 降主动脉内径大于 35mm（大于 16mm/m²）
  - 腹主动脉内径大于 30mm
- 然而，主动脉内径与体型和年龄有关。不同体表面积（图 A5.1）、身高（图 A5.2）和年龄（图 A5.3）与对应的正常主动脉内径见附录 5 。
- 主动脉的形态也能提示异常扩张。例如，主动脉瓣环扩张症时根部呈"梨形"。
- 主动脉各部分比例失常也可以用来诊断扩张。例如，升主动脉内径与降主动脉内径之比大于 1.5。升主动脉内径和窦管交界处内径测值应该近似，均比瓣环稍大。
- 病因不同，扩张的部位不同[4, 5]：
  - 马方综合征：典型的"梨形"主动脉根部扩张

- 二叶主动脉瓣：升主动脉比窦部扩张更明显

  - 动脉粥样硬化（退行性）：主动脉窦部和升主动脉扩张

- 如果 TTE 检查不能充分显示升主动脉，可使用 CMR 或 CT 检查。

- 主动脉扩张外科手术的阈值见表 12.3。是否手术应结合患者临床资料，制订个体化的方案。

表 12.2　舒张期主动脉正常内径（mm）的 95% 置信上限值 [6-11]

位置	男性		女性		参考文献
	上限值	体表面积校正值	上限值	体表面积校正值	
瓣环（LE）	32	15	27	15	6
窦部（Inner）	38	19	32	20	7
窦部（LE）	41	21	35	22	7
窦管交界（Inner）	32	20	29	18	7
窦管交界（LE）	37	19	31	20	7
升主动脉（Inner）	35	18	31	19	7
升主动脉（LE）	36	19	32	20	7
主动脉弓	33		33		8
降主动脉	31	16	28	16	9[*] 10[+]
腹主动脉（高位）	27		23		11[*]

注：LE：前缘－前缘法；Inner：内缘－内缘法；[*]CT 测值；[+]TEE 测值

表 12.3　主动脉扩张外科手术的阈值 [1, 11, 12]

升主动脉	
动脉粥样硬化或二叶主动脉瓣	55mm[13][*]
马方综合征	50mm[13, 14]
二叶主动脉瓣伴危险因素 [+]	50mm（或 25 mm/m²）[12]
马方综合征伴危险因素 [+]	45mm[1]
单纯主动脉弓扩张	55mm[1]
降主动脉或腹主动脉上段（"胸腹主动脉"）	
夹层动脉瘤	55 mm[1]
退行性变或囊性坏死，适宜支架置入	55 mm[1]
退行性变或囊性坏死，不适宜支架置入	60 mm[1]

注：上述界值适用于主动脉各节段；[*]对体表面积小的患者，也可以采用 27.5mm/m²，如 Turner 综合征；[+] 危险因素是指内径增长速度快（例如，大于 3mm/ 年）、有夹层家族史、控制不达标的高血压、主动脉缩窄。

其他特点

- 主动脉管壁是否增厚。（大于等于 5mm）
- 主动脉是否存在明显钙化。严重的钙化可能影响外科手术策略。
- 主动脉瓣反流的程度。见表 7.8，第 69 页。
- 与既往的检查相比，主动脉内径是否有变化。显著增长是指年增长超过 3mm[12]。可通过比较同一心动周期在同一切面同一节段的图像来比较。
- 主动脉病变范围的长度。若升主动脉扩张，需同时检查主动脉弓和降主动脉是否异常。如果超声心动图图像质量不满意，可能需要行 CT 或 CMR 检查。
- 所有患者均需检查是否存在主动脉缩窄，尤其是年轻的二叶主动脉瓣患者，或原因不明的主动脉扩张。
- 是否存在二尖瓣或三尖瓣脱垂。马方综合征或 Ehlers-Danlos 综合征可有上述病变。
- 是否同时存在肺动脉扩张。见表 9.7。这通常见于马方综合征，二叶主动脉瓣次之。
- 测量降主动脉和腹主动脉内径。如下情况需要多切面（标准的胸骨旁长轴、可显示主动脉纵轴面的非标准胸骨旁长轴、胸骨上窝切面、剑突下切面和腹部切面）评估并测量：
  - 马方综合征和 Ehlers-Danlos 综合征
  - 主动脉夹层
  - 主动脉弓扩张
  - 在胸骨旁长轴切面上发现降主动脉扩张

主动脉夹层

- 急性主动脉综合征是一组疾病，患者突发胸痛，常有潜在基础疾病（例如，马方综合征、主动脉瓣或主动脉疾病）及提示主动脉病变的临床表现（脉搏或血压不对称等）。
- 急性主动脉综合征多为夹层，此时 TTE 检查能提供重要信息。夹层可累及升主动脉（A 型）或仅累及降主动脉（B 型）（图 12.2）。
- TEE、CT 或 CMR 有助于发现其他的急性主动脉综合征：壁内血肿（约占 20%）；穿透性溃疡（约占 5%）；主动脉假性动脉瘤；闭合性或开放性的主动脉破裂（通常发生在外伤或手术后）。

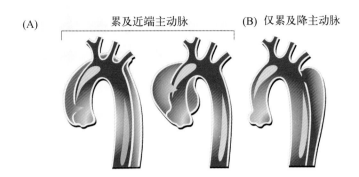

图 12.2　主动脉夹层的分类

A 型夹层累及升主动脉；B 型夹层仅累及降主动脉

1　是否存在撕裂的内膜片

- 主动脉管腔内的内膜片是夹层的特征性改变。主动脉管壁钙化斑块导致的混响伪像有时会被误认为撕裂的内膜片。伪像的特征如下：
  - 与反射物（例如主动脉前壁）关系固定
  - 与主动脉搏动同步
  - 只在某些特定切面上可显示
  - "内膜片"可延伸到主动脉外
  - "内膜片"不影响彩色多普勒血流（真的内膜片会将彩色血流分隔为真腔和假腔，另外破口处可探及血流加速）
- TTE 诊断升主动脉夹层的敏感性达 80%，诊断降主动脉夹层的敏感性为 50% ~ 70%。使用左心超声造影可提高诊断的敏感性[15]。
- 如果超声检查未见异常：
  - 多切面仔细探查，包括胸骨上窝切面和右侧胸骨旁切面
  - 考虑壁内血肿。此时要观察主动脉壁是否增厚（大于 5mm）
  - 即使 TTE 检查正常，如果临床高度怀疑夹层，仍需要行 CT 或 TEE 检查（表 12.4）。
- 虽然 TEE 可更清楚地显示胸主动脉的内膜片，但对于腹主动脉夹层，TTE 更有优势。

表 12.4　疑诊主动脉夹层时 TEE 的作用

检出内膜片
检出壁内血肿

续表

测量主动脉内径
确定破口
观察是否累及头颈部血管
假腔内是否有血栓形成

2 主动脉的最大内径是多少

主动脉内径正常时夹层的可能性很小。

3 主动脉瓣反流的程度

见表 7.8，第 69 页。

4 是否存在心包积液

心包积液提示夹层可能破入心包腔，这是急性主动脉夹层患者常见的死因。怀疑主动脉夹层的患者若发现心包积液，即使未探及明确的内膜片也应提高警惕。

5 左心室功能

TTE 检查发现左心室收缩功能不全时，主动脉夹层的治疗策略可能更倾向保守治疗，尤其是 B 型夹层。

6 其他影像学检查

- CT 和 CMR 可以用来观察超声心动图难以探及的主动脉节段。当 TTE 检查测得的主动脉内径接近外科手术阈值时，通常需 CT 和 CMR 核实。
- 当 TTE 检查不能确诊时，CT 可以用来明确是否为主动脉夹层或其他急性主动脉综合征。

 需要注意避免的错误

- 测量主动脉内径时测量线与管壁不垂直，尤其在非标准切面时
- 将混响伪像误诊为夹层
- 遗漏对升主动脉进行必要的扫查
- 图像显示不清时，仍仅使用超声心动图测量主动脉的内径

主动脉：超声报告要点

1. 每个节段的内径及其变化情况

2. 主动脉瓣反流

3. 如果考虑马方综合征，需评估：

   a. 二尖瓣和三尖瓣脱垂，瓣环钙化

   b. 肺动脉内径

4. 如果怀疑主动脉夹层：

   a. 是否存在飘动的内膜片

   b. 是否存在心包积液

5. 如果存在主动脉缩窄：

   a. 缩窄的位置

   b. 收缩期峰值速度，是否存在舒张期前向血流

   c. 缩窄段前、后的主动脉以及升主动脉的内径

   d. 是否为二叶主动脉瓣，是否伴有左心室肥大

（侯乐正　谢　秋　译　费洪文　校）

参考文献

[1]　Hiratzka LF, Bakris GL, Beckman JA, et al. Guidelines for the diagnosis and management of patients with thoracic aortic disease. *J Am Coll Cardiol* 2010;55:e27–e129.

[2]　Evangelista A, Flachskampf FA, Erbel R et al. Echocardiography in aortic diseases: EAE recommendations for clinical practice. *Eur J Echocardiogr* 2010;11:645–658.

[3]　Lang RM, Bierig M, Devereux RB et al. Recommendations for chamber quantification. *Eur J Echocardiogr* 2006;7(2):79–108.

[4]　Detain D et al. Aortic dilatation patterns and rates in adults with bicuspid aortic valves: a comparative study with Marfan syndrome and degenerative aortopathy. *Heart* 2014;100: 126–134.

[5]　Roman MJ, Devereux RB, Kramer-Fox R, O'Loughlin J. Two-dimensional echocardiographic aortic root dimensions in normal children and adults. *Am J Cardiol* 1989;64:507–512.

[6]　Muraru D, Maffessanti F, Kocabay G et al. Ascending aorta diameters measured by echocardiography using both leading edge-to-leading edge and inner edge-to-inner edge conventions in healthy volunteers. *Eur Heart J – Cardiovasc Imaging* 2014;15:415–422.

[7]　Triulzi MO, Gillam LD, Gentile F. Normal adult cross-sectional echocardiographic values: linear dimensions and chamber areas. *Echocardiography* 1984;1:403–426.

[8]　Wolak A, Gransar H, Thomson LEJ et al. Aortic size assessment by noncontrast cardiac computed tomography: normal limits by age, gender, and body surface area. *JACC CI*

2008;1:200–209.

[9]   Drexler M, Erbel R, Muller U, Wittlich N, Mohr-Kahaly S, Meyer J. Measurement of intracardiac dimensions and structures in normal young adult subjects by transesophageal echocardiography. *Am J Cardiol* 1990; 65:1491–1496.

[10] Rutherford RB et al. Suggested standards for reporting on arterial aneurysms. *J Vasc Surg* 1991;13:452–458.

[11] Vahanian A, Alfieri O, Andreotti F et al. Guidelines on the management of valvular heart disease (version 2012). *Eur Heart J* 2012;33:2451–2495.

[12] Erbel R, Aboyans V, Boileau C et al. 2014 ESC guidelines on the diagnosis and treatment of aortic diseases. *Eur Heart J* 2014;35:2873–2926.

[13] Elefteriades JA. Natural history of thoracic aortic aneurysms: indications for surgery, and surgical versus nonsurgical risks. *Ann Thorac Surg* 2002;74(5):S1877–S1880; discussion S1892–S1898.

[14] Ergin MA, Spielvogel D, Apaydin A et al. Surgical treatment of the dilated ascending aorta: when and how? *Ann Thorac Surg* 1999;67(6):1834–1839; discussion 1853–1856.

[15] Evangelista A, Avegliano G, Aguilar R et al. Impact of contrast-enhanced echocardiography on the diagnostic algorithm of acute aortic dissection. *Eur Heart J* 2010;31:472–479.

第十三章 心房和房间隔

左心房

左心房的立体形态多变，单一的内径测值难以准确反映其大小。以下情况时，左心房大小需要更精确的评估。

- 在胸骨旁左室长轴切面，左心房前后径超过 40mm。
- 高血压病（左心房扩大是左心室舒张充盈压长期升高的表现）。
- 心房颤动（左心房大小与心房颤动复律的成功率以及血栓形成的风险相关）。
- 二尖瓣疾病（左心房大小与血栓栓塞的风险相关，是二尖瓣疾病严重程度的间接指标）。
- 怀疑舒张性心力衰竭。

左心房大小的评估指标如下。

- **内径**：在日常的超声检查中经常仅测量单一内径，一般使用胸骨旁左室长轴切面测量前后径，其正常值为小于 40mm。
- **面积**：简便的方法为心尖四腔心切面直接勾画左心房面积（勾画时不能包括左心耳及肺静脉）。必要时可调整切面以更好地暴露左心房（表 13.1），测量时相为二尖瓣即将开放、左心房面积最大时。
- **容积**：在心尖四腔心和两腔心切面测量左心房容积，并根据体表面积计算容积指数。双平面 Simpson 法和面积长度法都可使用，为便于前后对比，测量方法应保持一致。
- 如果左心房内发现占位，其评估要点见第十六章。

表 13.1　男性和女性左心房大小的分级标准 [1, 2]

	正常	轻度扩大	中度扩大	重度扩大
左心房面积（cm²）	< 20	20 ~ 30	31 ~ 40	> 40
左心房容积 / 体表面积（ml/m²）	16 ~ 34	35 ~ 41	42 ~ 48	> 48

右心房

在下述情况需要更精确地评估右心房大小。

- 心尖四腔心切面，右心房大小与左心房相当，甚至更大。
- 心房颤动（右心房大小与心房颤动复律的成功率以及血栓形成的风险相关）。
- 怀疑右心室或左心室功能不全。
- 肺动脉高压。
- 房间隔缺损。
- 三尖瓣疾病。

收缩末期在心尖四腔心切面测量右心房大小。右心房面积超过 $18cm^2$，或横径超过 44mm 提示右心房扩大。目前不推荐测量右心房容积[3]。

- 右心房扩大可以为诊断提供线索（表 13.2）。
- 如果在右心房内发现占位，其评估要点见第十六章。

表 13.2　心房扩大的原因

双心房扩大
心尖肥厚型心肌病（译者注 13，详见第 222 页）
限制型心肌病
风湿性二尖瓣、三尖瓣病变
慢性心房颤动
心包缩窄（一般为轻度或中度扩大）
左心房扩大为主
二尖瓣狭窄或反流
左心室舒张功能下降
右心房扩大为主
三尖瓣狭窄或反流（第九章）
肺动脉高压（第六章）
房间隔缺损（第十四章）
右室心肌病

房间隔

1　房间隔是否增厚

- 房间隔脂肪瘤样肥厚是正常变异，肥厚分布在卵圆窝两端的房间隔，在二维切面上形成"哑铃"状改变。
- 房间隔上附着的团块一般为黏液瘤，偶可为嵌顿在卵圆孔上的血栓。

2　房间隔活动度过大，还是房间隔膨出瘤

- 房间隔膨出瘤定义为[4]（图 13.1）：
    - 膨出的房间隔基底宽，超过 10mm，且
    - 在平静呼吸时，房间隔偏移幅度大于等于 10mm
- 房间隔活动度过大是指其偏移幅度小于 10mm 且无临床意义。
- 房间隔膨出瘤经常伴有卵圆孔未闭，两者同时存在时心源性卒中的复发率大于两者单独存在时。
- 重度三尖瓣反流或二尖瓣反流、右心房或左心房压升高（比如心室功能不全）时，房间隔可能整体膨凸向一侧心房。
- 有时房间隔膨出瘤比较固定，活动度较小。

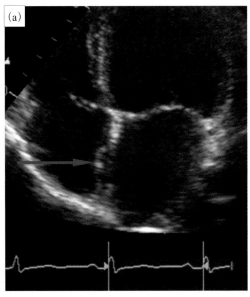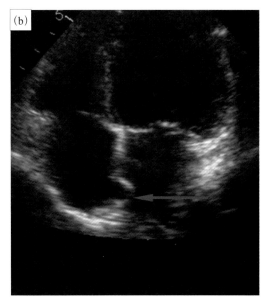

图 13.1　房间隔膨出瘤

房间隔向右（a）和向左（b）偏移的最大幅度

3　房间隔缺损，还是回声失落

- 在心尖四腔心切面房间隔常有回声失落。需多切面扫查并观察是否有穿隔血流以明确诊断。
- 如果仍然无法确定，可以考虑以下几种方法：
    - 右心超声造影：房间隔缺损时在右心房侧出现负性显影
    - 在房间隔右心房侧使用脉冲多普勒测量：房间隔缺损的血流频谱于舒张晚期和收缩期达到峰值，而上腔静脉血流频谱达峰更早
    - TEE 或 CMR 检查

4 是否存在卵圆孔未闭（PFO）

- 正常人群中 PFO 的发生率为 15%[5]，以下情况时发生率可能更高：
    - 短暂性脑缺血发作或脑梗死（年轻患者）
    - 潜水减压病
    - 危重患者出现难以解释的低氧血症
    - 先兆性偏头痛患者（与 PFO 的关系尚未明确）
- 彩色多普勒可检出 PFO，尤其在剑突下切面。
- 更多的时候，PFO 的诊断需要借助右心超声造影（表 13.3）。一般来说，TTE 比 TEE 的可操作性更强。
- 在右心显影后小于等于 3 个心动周期内左心房出现造影气泡，通常诊断为 PFO。

- 对于 PFO 大小的分级目前尚有争议：
    - 文献中存在多种大量分流的阈值（＞ 10，＞ 20，＞ 25，＞ 30，或＞ 50 个气泡）
    - 在实际工作中，准确地计算气泡个数并不容易
    - 随着超声成像技术的改进，既往判断 PFO 分流的多数阈值已经过时
    - 我们使用表 13.4 中的评估方法[6]
- 以下情况需考虑肺动静脉瘘：
    - 右心显影后超过 3 个心动周期左心房内才出现造影气泡
    - 首先在肺静脉内出现造影气泡，其后才进入左心房
    - 左心房内气泡清除缓慢（造影气泡贮积在肺血管床，持续释放）

表 13.3 右心超声造影检查的操作流程

1. 充分准备。检查开始前，训练患者熟练掌握 valsalva 动作，以确保检查时此动作对超声图像质量影响最小且能诱发足够的房间隔向左偏移。
2. Valsalva 动作要求患者在呼气后用力屏住呼吸，保持腹部紧绷，尽量使胸部运动幅度最小，最后瞬间放松。检查前，在患者的一侧肘正中静脉处留置 21G 留置针，并连接三通管。
3. 每次注射时，在 10ml 注射器中抽取 7~8ml 生理盐水，再抽取约 0.5ml 空气，将注射器与三通管连接，回抽约 1ml 静脉血。
4. 将另一 10ml 空注射器与三通管的另一个口相连，在两个注射器之间来回推注直至泡沫细密浓稠。
5. 首次注射时，患者无须做 valsalva 动作，观察基线状态下是否存在右向左分流。再嘱患者做 valsalva 动作，观察到房间隔向左偏移时，注射震荡生理盐水，当造影剂充满右心时嘱患者即刻放松。如果患者在 valsalva 动作下造影结果为阴性或不确定，在右心仍有较多造影剂时，可嘱患者咳嗽后再观察。

续表

6. 可能需要进行多次 valsalva 动作和造影剂注射，直到达到满意的检查效果。总次数不能超过6次。

7. 留取包含造影剂到达右心之前的 8 ~ 10 个心动周期及右心充满后的至少 5 个心动周期的图像。

表 13.4　PFO 分流量的分级（图 13.2）

少量分流	左心房内气泡小于 20 个 / 切面 / 帧
中等分流	左心房内气泡超过 20 个 / 切面 / 帧，但尚可计数，未充满整个左心腔（图 13.2a）
大量分流	左心房内气泡多到无法计数，或气泡充满整个左心腔（图 13.2b）

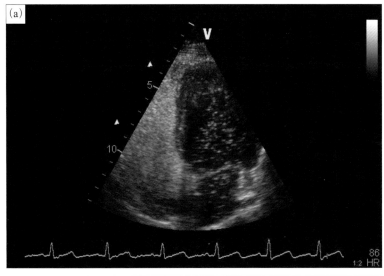

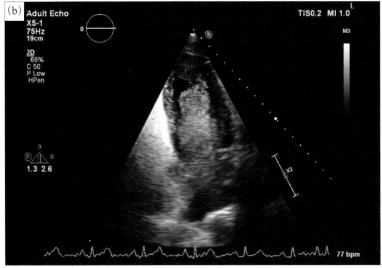

图 13.2　经胸右心超声造影

（a）中等量分流的 PFO；（b）大量分流的 PFO

需要注意避免的错误

- 根据单个切面的单一测值诊断心房扩大（常造成误报）
- 右心超声造影排除 PFO 时，未匹配好 valsalva 动作与造影剂注射的时机
- 将上腔静脉血流误认为是房间隔缺损的分流

心房和房间隔：超声报告要点

1. 左心房和右心房的大小
2. 如果心房扩大，原因是什么（表 13.2）
3. 房间隔的形态
4. 是否存在分流

（侯乐正　谢　秋　译　费洪文　校）

参考文献

[1]　Lang RM, Bierig M, Devereux RB, Flachskampf FA, Foster E, Pellikka PA et al. Recommendations for chamber quantification. *Eur J Echocardiogr* 2006;7(2):79–108.

[2]　Lang RM, Badano LP, Mor-Avi V et al. Recommendations for cardiac chamber quantification by echocardiography in adults: an update from the American Society of Echocardiography and the European Association of Cardiovascular Imaging. *J Am Soc Echocardiogr* 2015;28:1–39.

[3]　Rudski L, Lai W, Afilalo J et al Guidelines for the echocardiographic assessment of the right heart in adults: a report from the American Society of Echocardiography. *J Am Soc Echocardiogr* 2010;23:685–713.

[4]　Mas JL, Arquizan C, Lamy C et al. Recurrent cerebrovascular events associated with patent foramen ovale, atrial septal aneurysm, or both. *N Engl J Med* 2001;345:1740–1746.

[5]　Garg P, Servoss SJ, Wu JC, Bajwa ZH, Selim MH, Dineen A, Kuntz RE, Cook EF, Mauri L. Lack of association between migraine headache and patent foramen ovale. *Circulation* 2010;121:1404–1412.

[6]　Chambers J, Seed P, Ridsdale L. Association of migraine aura with patent foramen ovale and atrial septal aneurysms. *Int J Cardiol* 2013;168:3949–3953.

第十四章　成人先天性心脏病

- 先天性心脏病患者越来越集中在心脏中心诊治。但其他医院仍会接诊部分患者，就诊原因可能为简单先天性心脏病或手术后随访，也可能为各种原因的急诊。
- 不少先天畸形综合征可累及心脏，其超声心动图表现见表 14.1。

表 14.1　先天畸形综合征的心脏表现

	典型表现	少见表现
Noonan 综合征	肺动脉瓣狭窄、肥厚型心肌病	房间隔缺损、室间隔缺损、肺动脉分支狭窄、法洛四联症
Turner 综合征	二叶主动脉瓣、主动脉扩张和缩窄	
Williams 综合征	主动脉瓣上狭窄、主动脉缩窄	肺动脉主干和分支狭窄
Leopard 综合征	肺动脉瓣狭窄、肥厚型心肌病	
DiGeorge 综合征	法洛四联症、室间隔缺损、永存动脉干	主动脉弓离断
Alagille 综合征	肺动脉分支狭窄、法洛四联症	室间隔缺损、房间隔缺损、主动脉瓣狭窄、主动脉缩窄
Keutel 综合征	肺动脉分支狭窄	
先天性风疹综合征	动脉导管未闭、肺动脉分支狭窄、主动脉缩窄	
胎儿酒精综合征	室间隔缺损、房间隔缺损	
多发性神经纤维瘤	主动脉缩窄	
Loeys-Dietz 综合征	主动脉扩张	二叶主动脉瓣、动脉导管未闭、房间隔缺损

- 非心脏中心的超声心动图室接诊的先天性心脏病患者多为简单先天性心脏病，但偶尔也会面临复杂先天性心脏病的诊断挑战。本章主要讲述：
  - 简单先天性心脏病的超声诊断

- 复杂先天性心脏病的系统性扫查
- 先天性心脏病术后的超声心动图评估
- 先天性心脏病患者可能因心脏或其他脏器的急症而就诊。此时虽可请上级医院会诊，但以下问题需及早明确：
  - 左心室或右心室功能是否较差
  - 瓣膜狭窄或反流是否较重
  - 是否有感染性心内膜炎的证据〔先天性心脏病（不包括肺动脉瓣狭窄及房间隔缺损）患者罹患心内膜炎的平均风险比普通人群高 20 倍〕[1]
  - Fontan 术后是否出现房性心律失常（可导致血流动力学不稳定）

简单先天性心脏病的超声诊断

1　房间隔缺损

见表 14.2。

- 为成人最常见的先天性心脏病。
- 右心室扩大、室壁运动活跃时需考虑房间隔缺损。
- 房间隔缺损的分型（图 14.1）：
  - 继发孔型（占房间隔缺损的 80%）：缺损大致位于房间隔中央
  - 原发孔型（占房间隔缺损的 15%）：缺损紧邻房室瓣（表 14.3）

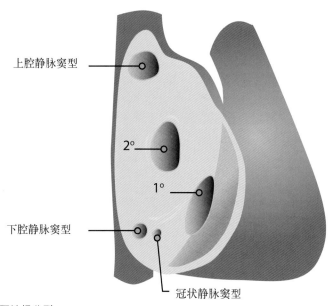

图 14.1　房间隔缺损分型

1°：原发孔型；2°：继发孔型

- 上腔静脉窦型（占房间隔缺损的 5%）：TTE 检查可能较难显示，常需 TEE 或 CMR 检查
- 罕见分型：下腔静脉窦型和无顶冠状静脉窦型（占比不足 1%）

表 14.2 房间隔缺损的超声评估要点

缺损的位置（继发隔、原发隔等）
分流方向（左向右或双向）
测量缺损口大小，计算分流量
右心室大小和功能
肺动脉压力
左心室大小和功能（关闭缺损口可能导致循环不稳定）（译者注 14，详见第 222 页）
是否合并其他先天性或后天性疾病

- 评估分流的方向。成人房间隔缺损通常为左向右分流，当肺血管阻力较高时，可能变为右向左分流或双向分流。
- 评估右心室大小和功能（见第 45—47 页）。
- 估测肺动脉压力（见第 51—52 页）：
  - 房间隔缺损时右心血容量增加可导致肺动脉收缩压升高
  - 肺血管阻力无明显升高时，肺动脉舒张压常为正常或偏低
  - 当肺动脉收缩压超过 50% 主动脉收缩压时，一般需行心导管检查测量肺动脉压力及肺血管阻力，以评估其手术指征
- 测量缺损口大小，计算其分流量：
  - 继发孔缺损的大小可以用 TTE 检查初步测量，若拟行介入封堵术，需行 TEE 检查评估其适应证
  - 右心室扩大（例如：舒张期右心室与左心室大小相当）提示房间隔缺损的分流量较大，有手术指征
  - 房水平的分流量并不需要常规估测（附录 4，A4.8 部分），因为是否需手术治疗通常取决于右心室的容量负荷是否增加。分流量的估测有时可协助明确诊断，以及判断肺动脉高压时是否仍有手术指征
- 如果为原发隔缺损（表 14.3），需探查是否存在流入道型室间隔缺损，并评估房室瓣的结构及功能
- 房间隔封堵术前需 TEE 评估（表 14.4），封堵后复查 TTE 检查即可（表 14.11）。

表 14.3　原发孔型房间隔缺损（房室间隔缺损的组成部分）的特征

缺损紧邻房室瓣
常见房室瓣共瓣，而非独立的二尖瓣和三尖瓣： ● 左侧和右侧房室瓣位于同一水平 ● 左侧房室瓣有"裂缺"，其形态似三叶瓣
由于主动脉瓣和"二尖瓣"分离导致左室流出道延长（正常情况下主动脉瓣无冠瓣与二尖瓣前叶基底部为延续关系）
可能合并室间隔缺损

表 14.4　房间隔缺损封堵术前 TEE 评估的要点

缺损的数量
房间隔总长度
● 缺损的大小及各边的残缘（在四腔心、大动脉短轴、双腔静脉等切面评估）
缺损到房室瓣的距离
缺损到下腔静脉和上腔静脉的距离
缺损到主动脉的距离（使用 Amplatzer 封堵器时主动脉处可以无房间隔残缘）
排除肺静脉异位引流
排除其他合并畸形，尤其是二尖瓣瓣叶裂

- 上腔静脉的血流有可能被误认为是房间隔缺损的穿隔分流，应多切面扫查以鉴别。如果仍然有疑问，考虑以下方法：
    - 右心超声造影，房间隔缺损时在右心房侧出现负性显影
    - 获取房间隔右心房侧的血流频谱：房间隔缺损分流于舒张晚期和收缩期达到速度峰值，上腔静脉血流达峰较早
    - 计算分流量
    - TEE 或 CMR 检查

2　室间隔缺损

见表 14.5。

- 成人的室间隔缺损可能为首次诊断，也可能在儿童时期已确诊但未手术（或为无须手术的小缺损，或为无法手术的艾森曼格综合征）。
- 小室间隔缺损有可能引起的晚期并发症包括：

- 左心室压力升高时，室间隔缺损的左向右分流增多
- 室间隔缺损的高速分流冲刷右心室壁，导致局部心肌肥厚，严重时可形成右室双腔心
- 主动脉瓣右冠瓣或无冠瓣脱垂可导致进行性加重的主动脉瓣反流（常见于双动脉干下型室间隔缺损，偶可发生于膜周型室间隔缺损）
- 局限性的主动脉瓣下狭窄

- 室间隔缺损的位置（图 14.2）：
  - 膜周部（占室间隔缺损的 80%）
  - 肌部（占室间隔缺损的 15% ~ 20%）：可能为多发
  - 双动脉干下（占室间隔缺损的 5%）：可能合并主动脉瓣右冠瓣和无冠瓣脱垂。在胸骨旁大动脉短轴切面，此缺损紧邻肺动脉瓣，膜周部缺损则为紧邻三尖瓣
  - 流入道
  - 房室间隔缺损（见前文）

表 14.5　室间隔缺损的超声评估要点

缺损的位置
测量缺损口大小，计算分流量
分流的方向
左心室大小，有无容量负荷增加的证据
肺动脉压力
是否合并其他先天性或后天性疾病

- 有时，近心尖的肌部缺损可能较难观察。若在杂音最明显的部位探测到高速血流频谱，有助于明确诊断。
- 确定分流的方向。成人的室间隔缺损通常为左向右分流，但如果肺血管阻力较高，可能变为右向左分流或双向分流。
- 估测缺损的大小：
  - 限制型室间隔缺损时缺损口较小，分流量有限，此时左心室压力明显高于右心室，分流速度大于 4.0m/s
  - 分流量大小（附录 4，表 A4.1）是手术的依据之一，但在实际工作中，一般根据左心室大小和功能决定手术与否（若患者有症状，则症状是重要的考虑因素）
  - 肺动脉高压较重时，若体循环与肺循环血流量比值超过 1.5，且肺动脉收缩压（或肺血管阻力）小于 2/3 体循环压力（或阻力),则仍有手术指征[2]

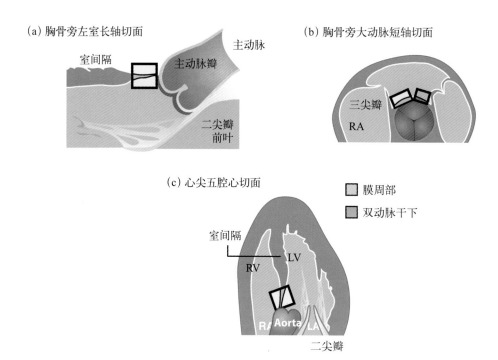

图 14.2　室间隔缺损在各切面的位置

LV—左心室；RV—右心室；LA—左心房；RA—右心房；Aorta—主动脉

- 评估左心室大小。左心室容量负荷增加提示分流量较多，有手术指征。

- 评估右心室。膜周部缺损可引起右心室壁局部肥厚，严重时导致右室双腔心。

- 估测肺动脉压力（见第 51—52 页）

    - 测量三尖瓣反流速度时，取样线应避开室间隔缺损的分流束

    - 如果肺动脉收缩压超过体循环压力的 50%，通常需心导管测量肺动脉收缩压和肺血管阻力，以评估其手术指征

3　动脉导管未闭

见表 14.6。动脉导管未闭为降主动脉峡部与左肺动脉之间的异常管道。

表 14.6　动脉导管未闭的超声评估要点

动脉导管的大小
分流的方向
左心室大小和功能（中等及以上的动脉导管未闭致容量负荷增加）
肺动脉内径（通常会扩张）

续表

| 肺动脉压力 |
| 右心室功能（艾森曼格综合征时压力负荷显著增加） |
| 是否合并其他畸形 |

- 在胸骨旁短轴、长轴切面以及胸骨上窝切面探查未闭的动脉导管及其分流（图 14.3a）。

- 估测肺动脉压力（见第 51—52 页）。肺动脉压力不高时，动脉导管未闭为高速的双期左向右分流（图 14.3b）；肺动脉高压时，收缩期的左向右分流可能减少甚至逆转。

- 计算分流量（附录 4，表 A4.1）。左心室容量负荷增加提示分流量较大。

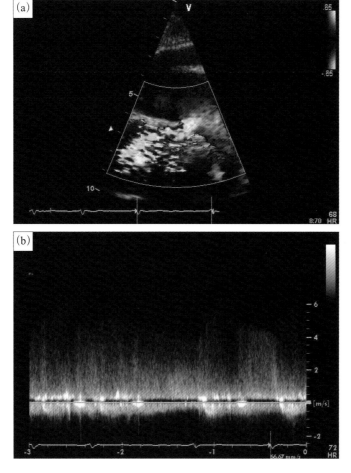

图 14.3　动脉导管未闭

本病例为动脉导管未闭患者，分流量较大，肺动脉压力正常。在胸骨上窝切面可探及分流（a）及相应的连续多普勒频谱（b）

4 主动脉缩窄

见表 14.7。

- 主动脉缩窄通常指主动脉峡部区域的血管狭窄。是较为常见的先天性大血管畸形。

- 有以下情况时需注意排除主动脉缩窄：

  - 二叶主动脉瓣

  - 年龄较小的高血压患者

  - 心脏杂音

  - 可能合并主动脉缩窄的先天畸形综合征（如：Turner 综合征、Williams 综合征、先天性风疹综合征、多发性神经纤维瘤等）

4.1 主动脉缩窄的形态

- 血管狭窄的部位和形态（隔膜型、管型等），需结合二维和彩色血流进行评估。

- 测量缩窄段之前和之后的主动脉内径。

- 探查是否存在主动脉根部扩张和二叶主动脉瓣。

- 评估左心室肥厚及其收缩、舒张功能情况。

4.2 连续多普勒评估

- 舒张期前向血流是诊断主动脉缩窄最可靠的指标（图 14.4）。狭窄段的收缩期前向血流通常都会增快，但狭窄极重甚至离断时很难获取收缩期血流频谱。

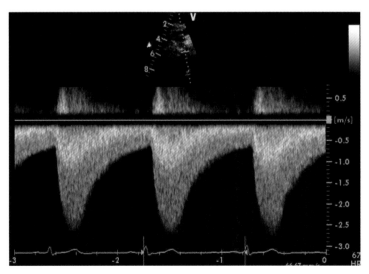

图 14.4　主动脉缩窄

胸骨上窝切面留取的缩窄段的连续多普勒频谱

- 是否需要临床干预不是由缩窄处的血流速度或压差决定，而取决于患者血压升高以及：
    - 上肢和下肢血压差超过 20mmHg，或
    - 管腔径狭窄大于等于 50%（由 CT 或 CMR 评估，以膈肌水平的主动脉内径值为参照）

表 14.7　主动脉缩窄的超声评估要点

缩窄的位置
缩窄部位的形态（隔膜型、管型等）
狭窄段收缩期和舒张期的血流情况
是否为二叶主动脉瓣
主动脉的内径，包括升主动脉、降主动脉和腹主动脉
左心室的代偿性改变，尤其是左心室肥大
是否合并其他先天性或后天性疾病

5　三尖瓣下移畸形

- 三尖瓣下移的主要特征：
    - 三尖瓣的隔瓣和后瓣的附着点向心尖移位
    - 右心室被分隔为房化右心室和功能右心室两部分
    - 常有三尖瓣反流
- 胸骨旁切面右心扩大、心尖四腔心切面三尖瓣反流起源较靠近心尖时应怀疑三尖瓣下移畸形。
- 三尖瓣下移畸形对血流动力学影响主要取决于：
    - 功能右心室的大小和功能
    - 三尖瓣反流的程度
    - 是否合并其他先天合并畸形，尤其是房间隔缺损（约 1/3 的患者合并）
- 超声心动图的评估要点见表 14.8。
- 三尖瓣下移畸形的手术指征如下[2, 3]：
    - 患者有临床症状且三尖瓣反流超过中度
    - 右心进行性扩大或右心室功能进行性下降
    - 体循环栓塞（此时有可能仅闭合房间隔缺损或卵圆孔未闭即可）

表 14.8　三尖瓣下移畸形的超声评估要点

隔瓣和后瓣下移的幅度（大于 8mm/m² 即为下移）
冗长的前瓣附着在右室游离壁上的长度有多少（关乎是否适合瓣膜成形）
三尖瓣反流的程度
功能右心室的大小（如果大于总右心室的 1/3，更倾向于选择瓣膜成形术）
功能右心室的功能
是否合并其他先天性畸形 ● 房间隔缺损（约 1/3 合并）、矫正型大动脉转位、肺动脉狭窄等 ● 10% 合并左心畸形：三房心、二尖瓣瓣叶裂、降落伞二尖瓣、二叶主动脉瓣等

6　矫正型大动脉转位

见表 14.9。

● 非矫正型（即完全型）大动脉转位是指主动脉与右心室连接，肺动脉与左心室连接。此时若动脉导管闭合，必须存在相关畸形或进行姑息手术使动脉血与静脉血混合，患者才能存活。

● 矫正型大动脉转位是指右心房 – 形态学左心室 – 肺动脉连接，以及左心房 – 形态学右心室 – 主动脉连接。患者可存活至成年，其主要矛盾是形态学右心室是否能支撑体循环。

● 矫正型大动脉转位时右心室面对较高的体循环压力，致心腔扩大、室壁肥厚。当继发的三尖瓣反流致心室收缩功能下降时，可能需要手术干预。

表 14.9　矫正型大动脉转位的超声心动图特征

胸骨旁长轴切面：肺动脉和主动脉平行排列
胸骨旁短轴切面：同时显示肺动脉瓣和主动脉瓣短轴面
心室反位（形态学右心室与左心房连接）
右心室扩大和肥厚
常有三尖瓣反流
合并其他畸形（例如：室间隔缺损、肺动脉狭窄、三尖瓣畸形、完全性房室传导阻滞等）

需要注意避免的错误事项

- 估测肺动脉压力时，将室间隔缺损分流的频谱误为三尖瓣反流的频谱
- 在评估室间隔缺损的手术指征时，未考虑左心室容量负荷是否增加
- 右心室容量负荷增加时未仔细探查是否存在房间隔缺损

复杂先天性心脏病的系统性扫查

- 某些特征性的异常发现可提示存在先天性疾病（表 14.10）。
- 超声检查时你可能没有或只有少量的临床信息（例如：临床诊断、急诊病史、手术细节等）。

表 14.10　先天性心脏病的征象

右心室扩大，室壁肥厚
肺动脉高压
心尖四腔心切面二尖瓣、三尖瓣位于同一水平（房室间隔缺损）
左侧房室瓣更靠近心尖（矫正型大动脉转位）
肺动脉和主动脉平行排列，或同时显示肺动脉瓣和主动脉瓣短轴（矫正型大动脉转位）
左心室高动力状态但无明显主动脉瓣或二尖瓣反流
冠状静脉窦扩张（通常由永存左上腔静脉导致）

- 需进行系统的超声扫查，以便核对。
- "房室瓣"指三尖瓣和二尖瓣，"半月瓣"指肺动脉瓣和主动脉瓣。因此"左侧房室瓣"并不等同于二尖瓣。
- "解剖左心室"指位于心脏左侧的心室；"形态左心室"指与二尖瓣连接的心室。
- "不一致"指连接方式错误，例如，左心房与形态右心室连接，或主动脉从形态右心室发出。

1　心房位置是否正常

- 区别左心房和右心房最可靠的解剖标志是心耳（TTE 检查时可能显示不清）以及与其连接的静脉。

- 下腔静脉、腹主动脉的位置和相对位置关系是否正常。正常情况下，腹主动脉在脊柱左侧，下腔静脉在脊柱右侧。
- 剑突下切面追踪下腔静脉（以及上腔静脉，如图像清晰）是否回流入右心房，是否在正常的位置。

2　心房与心室的连接是否一致

- 通常在心尖四腔心切面最易评估。
- 形态学右心室的特征如下：
  - 右侧房室瓣较左侧房室瓣更靠近心尖
  - 右侧房室瓣和半月瓣之间为肌肉组织
  - 比形态左心室的肌小梁丰富
  - 通常有节制索

3　心室与大动脉的连接是否一致

- 肺动脉主干粗短，发出左、右分支；主动脉较长，在弓部发出头颈部分支。
- 如果在胸骨旁短轴切面可以同时观察到两条大动脉的横切面，或在剑突下切面可以同时观察到其纵切面，应考虑存在大动脉转位。

4　评估左、右心室的大小和收缩功能

详见第 6—13 页（左心室）和第 45—47 页（右心室）
- 形态学右心室因面对体循环压力，常表现为心腔扩大、室壁肥厚。

5　估测肺动脉压力

详见第 51—52 页。
- 需测量肺动脉侧心室的房室瓣反流。
- 右室流出道梗阻时，计算出的压力为心室收缩压而不是肺动脉收缩压。

6　房水平或室水平是否存在分流

- 测量缺损口大小，计算分流量（见附录 4，A4.8 部分，第 217 页）。

7　心脏瓣膜形态是否正常

- 先天性瓣膜狭窄和反流的评估方法同后天性瓣膜病。

- 如果二尖瓣、三尖瓣处于同一水平，诊断有可能为房室间隔缺损（图 14.5）。

8　是否存在主动脉缩窄或动脉导管未闭

详见第 148—149 页（主动脉缩窄）和第 146—147 页（动脉导管未闭）

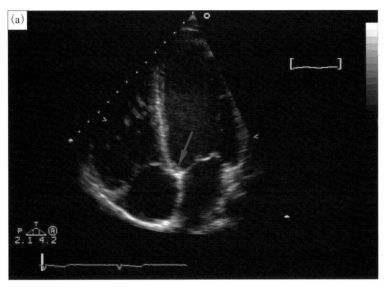

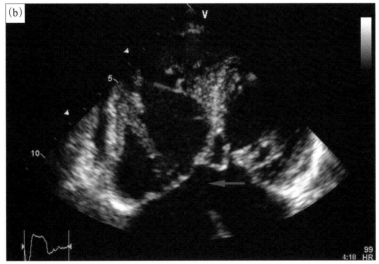

图 14.5　房室间隔缺损

（a）正常心脏，四腔心切面显示三尖瓣（箭头）比二尖瓣更靠近心尖；（b）房室间隔缺损患者，房室瓣处于同一水平，提示可能为共同房室瓣。此外，患者还有一个大的房间隔缺损（箭头）

9　冠状动脉起源是否正常

- 在胸骨旁大动脉短轴切面，左冠状动脉通常开口于约 4 点钟位置，右冠状动脉通常开口于约 11 点钟位置。

10 冠状静脉窦是否扩张

- 冠状静脉窦扩张通常由永存左上腔静脉所致（探头置于左锁骨上窝内侧可观察），偶可为冠状动脉瘘所致。

先天性心脏病术后的超声心动图评估

1 房间隔缺损或卵圆孔未闭封堵术后

见表 14.11 和图 14.6。

- 术后残余分流、肺动脉压力仍高或较晚手术的患者建议在心脏中心随诊 [2, 3]。

表 14.11 房间隔缺损或卵圆孔未闭封堵术后的 TTE 评估要点

封堵器的位置
是否存在残余分流。封堵器周边或内部（依封堵器设计而定）存在正常的细小分流，会逐渐消失
封堵器是否造成下腔静脉或上腔静脉梗阻
封堵器是否贴近二尖瓣，是否有新发或加重的二尖瓣反流
右心室大小和功能（封堵术后即刻右心室即开始缩小）
是否存在心包积液（可能为手术造成的心脏穿孔所致）
估测肺动脉压力
左心室大小和收缩功能

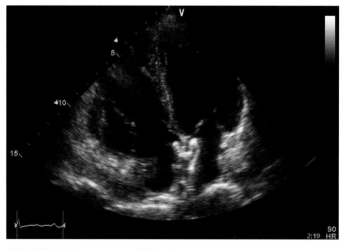

图 14.6 房间隔缺损封堵术后（Amplatzer 封堵器）

2　室间隔缺损术后

见表 14.12。

- 若为介入封堵手术，推荐从第 2 年起，每 2 ~ 4 年随访一次 [2, 3]。

表 14.12　室间隔缺损术后的 TTE 评估要点

是否存在残余分流
左心室大小和功能
双动脉干下型室间隔缺损术后需注意主动脉瓣反流情况
肺动脉压力
室间隔缺损外科修补术后需注意三尖瓣反流情况
（膜周型室间隔缺损封堵术后需注意是否造成完全性房室传导阻滞）

3　动脉导管未闭术后

见表 14.13。

- 没有残余分流、左心室大小正常、肺动脉压力正常的患者手术 6 个月后不需再随访。
- 左心室收缩功能下降及残余肺动脉高压的患者需在心脏中心随访。

表 14.13　动脉导管未闭术后的 TTE 评估要点

是否存在残余分流
左心室大小和功能
肺动脉压力
相关病变的情况

4　主动脉缩窄术后

见表 14.14。

- 需要长期随访 [2, 3]。

表 14.14　主动脉缩窄矫治或支架术后的 TTE 评估要点

是否存在残余或新发的狭窄或支架内狭窄
缩窄节段术后流速增快可属正常，但不应存在舒张期前向血流

评估缩窄远端的主动脉是否存在瘤样扩张 *
评估升主动脉（是否有扩张）和主动脉瓣（是否为二叶瓣）
评估左心室大小、功能和肥厚程度

注：*CMR 评估更准确。

5 法洛四联症术后

见表 14.15。

- 法洛四联症可认为是胚胎发育时漏斗隔向前向左偏移导致的一系列改变：
  - 主动脉骑跨
  - 非限制性室间隔缺损
  - 右室流出道狭窄（可为肺动脉瓣狭窄或漏斗部狭窄，或两者都有）
  - 右心室肥大
- 法洛四联症矫治术后可能的并发症如下：
  - 肺动脉瓣反流（尤其是跨环补片时）
  - 右室流出道残余狭窄
  - B-T 分流术后残余肺动脉分支狭窄
  - 肺动脉瓣反流或狭窄可导致右心室扩大，随之并发的功能性三尖瓣反流又可进一步加重右心室扩大
  - 室间隔缺损残余分流
  - 主动脉扩张及主动脉瓣反流
  - 左心室收缩功能下降（矫治术前的低氧血症或手术使用较大的室间隔补片所致）

表 14.15 法洛四联症矫治术后的 TTE 评估要点[4]

右心室大小和功能，右心室压力
三尖瓣有无反流，程度及可能机制：
• 补片影响前 – 隔交界的对合
• 三尖瓣瓣环扩大
• 三尖瓣结构异常
• 起搏导线影响瓣叶对合
右心房大小
室间隔补片是否完整

续表

| 肺动脉瓣狭窄和反流的情况 |
| 评估肺动脉分支的血流和频谱 |
| 右室流出道是否存在肌性肥厚和（或）瘤样扩张 |
| 左心室大小和功能 |
| 主动脉根部及升主动脉内径，左位主动脉弓还是右位主动脉弓 |
| 冠状动脉有无起源异常 |
| 主动脉瓣反流的程度 |
| 是否存在体－肺侧支血管 |
| 合并畸形的情况 |

（侯乐正　谢　秋　**译**　　钟新波　**校**）

参考文献

[1]　Verheugt CL, Uiterwaal CSPM, van der Velde ET et al. Turning 18 with congenital heart disease: prediction of infective endocarditis based on a very large population. *Eur Heart J* 2014;32:1926–1934.

[2]　Baumgartner H, Bonhoeffer P, De Groot NMS et al. ESC guidelines for the management of grown-up congenital heart disease: The Task Force on the Management of Grown-up Congenital Heart Disease of the European Society of Cardiology (ESC). *Eur Heart J* 2010;31:2915–2957.

[3]　Warnes CA, Williams RG, Bashore TM et al. ACC/AHA 2008 guidelines for the management of adults with congenital heart disease. *J Am Coll Cardiol* 2008;52:e143–263.

[4]　Valente AM, Cook S, Festa P et al. Multimodality imaging guidelines for patients with repaired Tetralogy of Fallot. *J Am Soc Echocardiogr* 2014;27:111–141.

第十五章 心包疾病

- 确诊或疑诊以下心包疾病的患者须进行超声心动图检查:
  - 心包积液(表 15.1)
  - 心包缩窄
  - 心包炎
- 超声心动图也可用来引导心包穿刺。

表 15.1 心包积液的病因[1]

常见病因	
感染	病毒(柯萨奇病毒、埃可病毒、艾滋病病毒)、结核、考克斯体
癌症	血管肉瘤、转移瘤
代谢性疾病	低蛋白血症、甲状腺功能减退、肾衰竭
反应性疾病	胸部感染,尤其肺炎链球菌感染
结缔组织疾病	系统性红斑狼疮,类风湿关节炎、干燥综合征、系统性硬化
心力衰竭	
特发性	
少见病因	
放射性	
Dressler 综合征	自身免疫性心包炎(心脏外科术后、心肌梗死或外伤后)
直接损伤	胸部冲击伤或穿刺伤、射频消融
药物性	异烟肼、米诺地尔、肼屈嗪、苯妥英
主动脉夹层	

心包积液

1 心包积液还是胸腔积液

- 两者的鉴别通常比较容易(表 15.2 和图 15.1)。鉴别关键点是积液的边界与降主动脉的位置关系。

- 两者有时难以鉴别：
    - 心脏外科术后左心室后壁处的积液可延伸至左心房后方
    - 当降主动脉后方伪影较多时
- 胸腔积液与心包积液也可能同时存在。

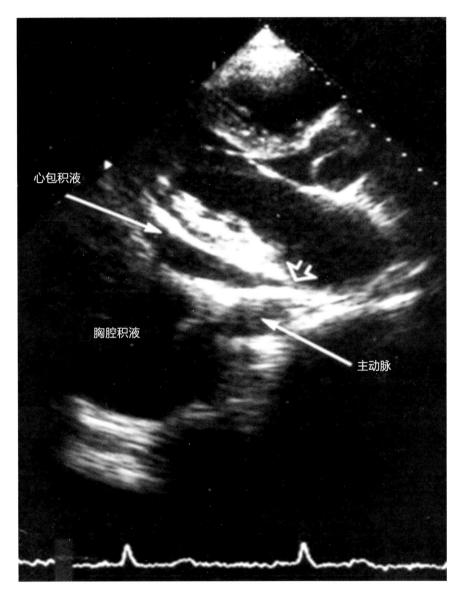

图 15.1　心包积液与胸腔积液的鉴别

心包积液位于降主动脉前方；胸腔积液位于降主动脉后方。胸腔积液可延伸至左心房后方，而心包积液极少延伸至左心房后方

表 15.2 心包积液和胸腔积液鉴别诊断要点

心包积液	胸腔积液
位于降主动脉前方	位于降主动脉后方
极少延伸至左心房后方	可延伸至左心房后方
剑突下切面积液在心脏和膈肌之间	剑突下切面心脏和膈肌之间没有积液
可有心脏压塞表现	没有心脏压塞征象
深度极少超过 40mm	深度常超过 40mm
积液量大时心脏呈游动状	心脏位置固定

2 心包积液的量及分布

- 正常人心包腔内有微量液体，尤其是右心房周围。
- 心脏压塞的超声征象（表 15.4）要比心包积液量的多少（表 15.3）更为重要。
- 少量心包积液，如发生迅速（比如心腔内器械操作所致）或发生于左心室肥厚时，也可导致心脏压塞。
- 心包积液是弥漫分布，还是局限于某处（比如局限于左心室后壁、心尖或右心室前壁）。
- 剑突下切面的积液量是否可供安全穿刺（其深度至少需 10mm，超过 20mm 更理想）。
- 积液的透声情况如何。
    - 积液呈无回声
    - 积液内有纤维条索。常见于积液内蛋白含量高时（比如结核性）
    - 积液呈致密回声。通常为心脏外科术后、胸部创伤及主动脉夹层所致的血性积液
- 有无心包积液不适宜穿刺引流的原因。
    - 积液量过少
    - 积液为局限性
    - 积液过于黏稠

表 15.3 心包积液量的分级

微量	仅收缩期可见或局限于右心房周围
少量	舒张末期深度小于 10mm
中量	舒张末期深度为 10 ～ 20mm
大量	舒张末期深度大于 20mm

3　是否存在心脏压塞

- 心脏压塞是一个临床诊断，超声心动图能提供辅助诊断信息（表 15.4）。
- 机械通气时，超声心动图评估指标受干扰，此时心脏压塞的诊断以及是否进行穿刺引流可基于：
  - 患者血流动力学状况恶化且无其他明显原因
  - 心包腔内有足够积液可供安全穿刺
- 心脏外科术后的心脏压塞可能是血肿压迫心房所致，此时可能需行 TEE 检查以明确诊断。
- 如果心包积液（特别是超过 3 个月的慢性积液）为少量但患者仍有心脏压塞，需考虑渗出－缩窄性心包炎。此时应按缩窄性心包炎流程详细评估。

表 15.4　心脏压塞的超声征象

下腔静脉扩张（大于 20mm）且吸气塌陷率小于 50%（图 15.2）
吸气时主动脉瓣口或二尖瓣 E 峰流速降低超过 25%[2]（图 15.3）
吸气时三尖瓣口 E 峰速度增加超过 40%
右室游离壁*较广泛的、持续时间较长的舒张期塌陷（可用 M 型超声评估，方便计时）
吸气时室间隔向左侧偏移

注：*右房及右室流出道的塌陷要早于右室游离壁，其诊断心脏压塞的特异性较低。

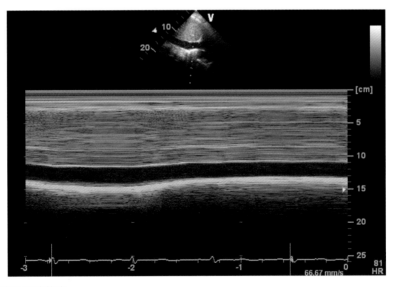

图 15.2　扩张的下腔静脉

下腔静脉扩张且正常呼吸或快速吸气时均无明显塌陷

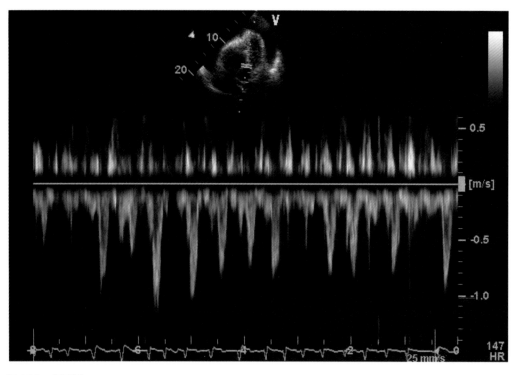

图 15.3 "奇脉"

心脏压塞患者，吸气时左室流出道峰值流速减慢，下降幅度超过 25%

4 鉴别诊断

- 心包积液的主要鉴别诊断如下：
    - 胸腔积液
    - 心包脂肪垫，多位于心脏前方或右心室与膈肌之间。其超声表现常呈筋膜样
    - 心包囊肿。较大时可类似局限性的心包积液
- 二尖瓣口及主动脉瓣口血流速度的呼吸变化率增大也可见于以下情况：
    - 哮喘
    - 右心衰竭
    - 循环容量不足

5 左心室功能

- 是否存在左心室功能不全。
    - 心包积液可能由心肌炎引起

- 心包积液一次性快速引流可导致循环衰竭
- 心脏压塞在冠状动脉正常时也可导致室壁运动异常

心包缩窄

- 当患者有如下情况时需考虑缩窄性心包炎：
    - 有心力衰竭的临床表现，但 LVEF 正常
    - 有缩窄性心包炎的基础病因（表 15.5）
- 缩窄性心包炎是指正常的心室被坚硬的"盔甲"包裹，导致：
    - 左、右心室的关联性增加（即吸气时右心室扩大，此时左心室必须减小）
    - 吸气时胸腔内压力的下降不能传导至心包腔内，肺静脉回流因而减少，导致左心内血流速度降低

表 15.5　缩窄性心包炎的病因

结核
放射性
病毒感染
类风湿关节炎
特发性
心脏外科术后（罕见）

1　肉眼评估

- **室间隔弹跳**（图 15.4）。这可能是超声心动图检查时最早提示缩窄性心包炎的线索。由舒张早期右心室压力升高所致[3]。
- **心包增厚**。TTE 评估心包厚度并不可靠，若增厚广泛，仍能提示为缩窄性心包炎。CT 测量心包厚度要比超声准确。
- **左心房大小**。缩窄性心包炎时双心房扩大多为轻度或中度。
- **下腔静脉**。管腔扩张且吸气塌陷率下降。

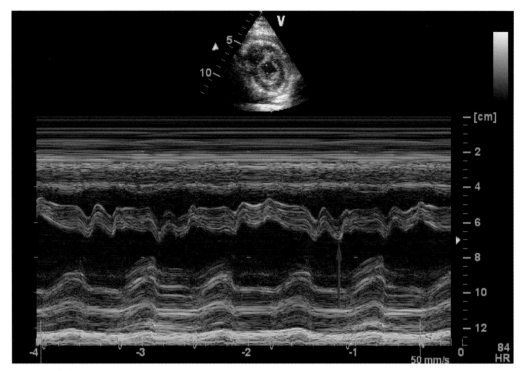

图 15.4　室间隔弹跳

M 型超声显示，室间隔在收缩期及舒张期均存在向内的运动（即室间隔弹跳征，见箭头所示）

扫描二维码免费观看动态视频

图 15.4.1　　　　图 15.4.2

2　多普勒检查

● **左心室充盈频谱**。典型表现为限制型充盈（E/A 值大于 2，E 峰减速时间小于 150ms）（图 15.5a）。

● **平静呼吸时血流速度的呼吸变化率**。测量二尖瓣口 E 峰或者主动脉瓣口最高流速，以最高流速（呼气相）为基础值，计算至最低流速（吸气相）时速度降低的幅度占最高流速的百分比。这一数值在典型病例通常超过 25%（图 15.5a）。

● **组织多普勒**。左心室功能多为正常，故心肌收缩速度正常，二尖瓣瓣环 E′ 速度可正常或升高。二尖瓣瓣环室间隔处的 E′ 峰值可能高于侧壁处的峰值（因侧壁处心肌运动受心包限制）。

- 估测肺动脉压力。一般为中等程度升高（收缩压常低于 50mmHg）。
- 肝静脉血流。呼气动作开始后的第一个心动周期肝静脉反向血流达到峰值。
- 肺静脉血流。吸气相收缩期与舒张期流速比值（S：D）大于 0.65，吸气时 D 峰流速降低超过 40%。

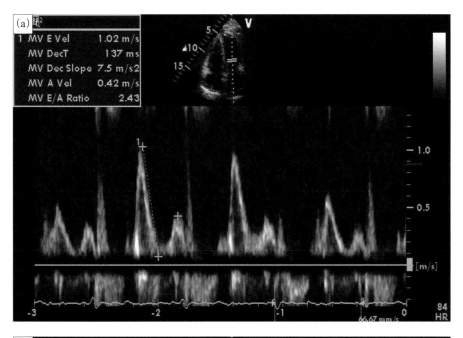

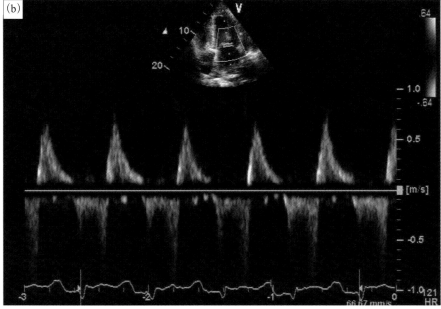

图 15.5 缩窄性心包炎与限制型心肌病的鉴别

（a）缩窄性心包炎，二尖瓣 E 峰减速时间小于 140ms，E 峰峰值在吸气时降低约 50%；（b）多发性骨髓瘤所致的心肌淀粉样变，二尖瓣 E 峰峰值在呼吸周期中变化极少

3 缩窄性心包炎还是限制型心肌病

- 导致缩窄性心包炎的疾病也可累及心肌，此时缩窄性心包炎与限制型心肌病并存，需判断何者为主要病变（表15.6）。
- 鉴别的要点为，缩窄性心包炎时心室本身是正常的，限制型心肌病的心室存在病变：
  - 二尖瓣瓣环侧壁或室间隔处 E′ 峰值大于等于 8cm/s 时，更倾向缩窄性心包炎，而非限制型心肌病[4]
  - 组织多普勒二尖瓣瓣环 S′ 峰较低倾向于限制型心肌病，但并非可靠指标[4]
  - 限制型心肌病时二尖瓣 E 峰的呼吸变化率通常小于 10%[2, 5]（图15.5b）
  - 限制型心肌病的左心室可肥厚，收缩功能可能在正常低限

表 15.6　缩窄性心包炎与限制型心肌病的鉴别

	缩窄性心包炎	限制型心肌病
两者的共同特征		
正常的左心室大小及收缩功能		
左心室限制性的充盈频谱（E/A 值大于 2，且 E 峰减速时间小于 150ms）（图 15.5）		
扩张且吸气不塌陷的下腔静脉（图 15.2）		
两者的鉴别诊断要点		
吸气时二尖瓣 E 峰或主动脉瓣口流速下降的幅度	> 25%	< 10%
组织多普勒 E′ 峰	≥ 8cm/s	< 7cm/s
左心房及右心房扩大	轻度或中度	重度
室间隔弹跳	有	无
肝静脉出现反向血流峰值的呼吸相	呼气相	吸气相
肺动脉收缩压	< 50mmHg	有可能 > 50mmHg

4 其他影像学检查[6]

- 如果超声心动图检查未能确诊，需行 CMR 或 CT 检查。
- CT：

- 测量心包厚度，检出心包钙化，评估有无占位
- 胸腔中是否有恶性肿瘤存在，检出其他肺部疾病
- 开胸手术前确定左乳内动脉与胸骨的毗邻关系
- 评估冠状动脉
- 评估左心室、右心室及心房（若超声心动图显示受限）

- CMR：
  - 评估心包厚度不如 CT 准确，但能显示心包炎症情况
  - 评估心室及心房结构（若超声心动图显示受限）
  - 对心包占位的性质以及血性心包积液的辨别要优于超声心动图

- 心导管：
  - 心脏外科手术前行造影评估冠状动脉情况
  - 舒张期心脏四个心腔内压力达到均衡，且压力及压力曲线下面积在吸气和呼气时变化趋势一致，可证实为心包缩窄。

心包炎

- 心包炎是临床诊断，其诊断主要依据胸痛的特征、12 导联心电图广泛导联的 ST 段弓背向下抬高，以及听诊闻及心包摩擦音。
- 超声心动图检查的价值在于：
  - 排除心肌炎
  - 检出心包积液和心脏压塞
  - 若有心包积液及心包回声增强（仅见于少数病例）可进一步证实诊断
  - 提示心包炎的病因。例如：某些瓣膜病变提示病因可能为 SLE
  - 若不确定 ST 段改变是否由急性冠脉综合征引起时，评估室壁运动情况可协助辨别

 需要注意避免的错误

- 经剑突下心包穿刺前，未在剑突下切面评估积液量是否可安全穿刺
- 对于临床诊断心力衰竭但左心室大小及 EF 均正常的患者，未观察室间隔弹跳、下腔静脉扩张及二尖瓣 E 峰减速时间缩短等心包缩窄的指标
- 将心包脂肪误诊为心包积液

心包疾病：超声报告要点

1. 心包积液
   a. 积液量及所在部位
   b. 积液透声情况
   c. 剑突下穿刺路径是否有足够积液
2. 左心室大小及功能，包括室间隔弹跳
3. 右心室塌陷
4. 二尖瓣血流的充盈模式
5. 二尖瓣血流 E 峰的呼吸变化率
6. 二尖瓣瓣环侧壁处和室间隔处的组织多普勒测值
7. 肺动脉压力
8. 下腔静脉内径及其吸气塌陷率
9. 心房大小

（周桂丽　钟新波　译　　费洪文　校）

参考文献

[1] Imazio M, Adler Y. Management of pericardial effusion. *Eur Heart J* 2013;34:1186–1197.

[2] Goldstein JA. Cardiac tamponade, constrictive pericarditis, and restrictive cardiomyopathy. *Curr Prob Cardiol* 2004;29(9):503–567.

[3] Coylewright , Welch TD, Nishimura RA. Mechanism of septal bounce in constrictive pericarditis: a simultaneous cardiac catheterisation and echocardiographic study. *Heart* 2013;99:1376.

[4] Rajagopalan N, Garcia MJ, Rodriguez L et al. Comparison of new Doppler echocardiographic methods to differentiate constrictive pericardial heart disease and restrictive cardiomyopathy. *Am J Cardiol* 2001;87(1):86–94.

[5] Maisch B, Seferovic PM, Ristic AD et al. Guidelines on the diagnosis and management of pericardial diseases executive summary; The Task Force on the Diagnosis and Management of Pericardial Diseases of the European Society of Cardiology. *Eur Heart J* 2004;25(7):587–610.

[6] Klein AL, Abbara S, Agler DA et al. American Society of Echocardiography clinical recommendations for multimodality cardiovascular imaging of patients with pericardial disease. *J Am Soc Echocardiogr* 2013;26:965–1012.

第十六章　占　位

- 心脏继发性肿瘤的发病率比原发性肿瘤至少高 20 倍 [1, 2]。
- 常见的原发性良性心脏肿瘤为心房黏液瘤（70%）、乳头状弹力纤维瘤（10%）、纤维瘤以及主要发生于婴幼儿的横纹肌瘤 [1, 2]。
- 最常见的原发性恶性心脏肿瘤为肉瘤，特别是血管肉瘤（多位于右心房）。淋巴瘤发病率次之。

1　描述占位的基本特征

占位的基本特征见表 16.1。其中占位的形态及附着位置用三维超声心动图评估可能更准确。

表 16.1　**占位的基本特征**

位置及附着形式
大小，形态
回声（低、高、混合）
活动度（固定、活动、自由活动）
侵犯周围组织的证据

2　附着于心脏瓣膜的占位

- 其形态可能较圆，也可能为长条形（表 16.2）。
- 超声心动图不能准确区分二尖瓣赘生物和伴腱索断裂的黏液样变的二尖瓣组织。需结合临床进行判断。
- 瓣环的异常回声：
  - 二尖瓣瓣环钙化：有时较大，可被误为占位
  - 三尖瓣环脂肪沉积：为正常改变

表 16.2　附着于瓣膜的占位

自体瓣膜	
类圆形占位	
赘生物	感染性赘生物：可发生于任一瓣膜，其活动通常独立于瓣膜，伴瓣叶破坏
	Libman-Sacks 赘生物（见于 SLE 或原发性抗磷脂综合征）：通常附着于主动脉瓣或二尖瓣，基底宽，长度小于 10mm，瓣叶常普遍增厚。慢性病程时可钙化
	恶性肿瘤：形态上与感染性赘生物难以区分，但其较少破坏瓣叶
	其他：类风湿关节炎时的瓣膜改变
乳头状弹力纤维瘤	较小（常小于 10mm），蒂短，圆形，表面呈乳头状，常为混合回声。最常附着于主动脉瓣，二尖瓣次之。较少附着于肺动脉瓣或三尖瓣（或二尖瓣、三尖瓣腱索）（图 16.1）
黏液样变性的瓣叶	常轻度普遍增厚伴瓣叶脱垂，但 Barlow 综合征时增厚可能较显著。主要累及二尖瓣，较少累及三尖瓣
钙化灶	边缘毛糙，偶可有"蒂"
长条占位	
断裂的腱索	呈"挥鞭样"运动，断裂腱索活动于左心房和左心室间，在左心房内时较易观察
纤维条索	又名 Lambl 赘生物，附着于主动脉瓣闭合缘
人工瓣膜	
实性占位	
血栓	更常发生于人工机械瓣，精确的评估需 TEE 检查
赘生物	可能附着在人工生物瓣瓣叶上，或任一种人工瓣的缝合环上
其他	植入时间长的人工瓣膜，缝合环上的织物破损或内膜增生可形成非感染性占位（罕见）
长条占位	
缝线	位于缝合环上，TEE 检查时明显，TTE 检查时偶可见
纤维条索	主要见于人工机械瓣，为长 10 ~ 20mm 条索样物，附着于瓣叶上，随瓣叶活动

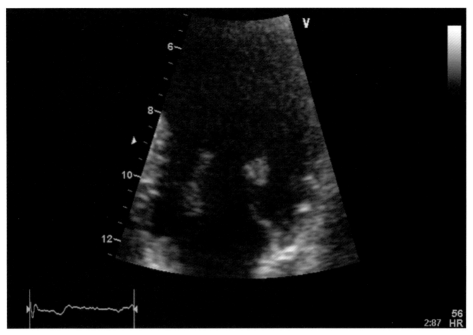

图 16.1　乳头状弹力纤维瘤

心尖四腔心切面，可见一细小带蒂混合回声占位附着于二尖瓣后叶

　扫描二维码免费观看动态视频

图 16.1

3　左心房或右心房占位

- 很多明显的"心房占位"实为正常改变（表 16.3）。病理性占位列于表 16.4。
- 对于右心房占位：
  - 合并心包积液时需警惕血管肉瘤（图 16.2）
  - 超声检查时需探查下腔静脉，原发于肝、肾、子宫或卵巢的肿瘤可能经下腔静脉进入右心房
  - 下肢深静脉血栓脱落后也可能进入下腔静脉。鉴别要点是：肿瘤会导致下腔静脉扩张（图 16.3），而血栓则否
- 对于左心房占位：
  - 如果附着于房壁且固定，需探查肺静脉并寻找心脏外的原发病灶
  - 如果没有相关危险因素（例如：左心房扩大、二尖瓣狭窄、心房颤动），病灶为血栓的可能性较小

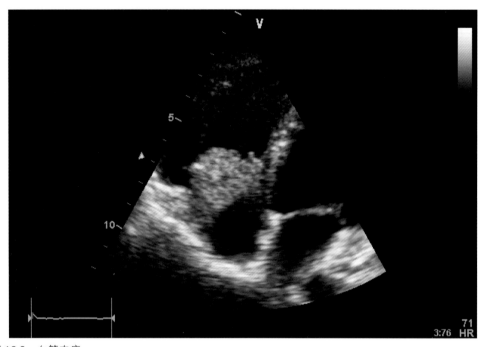

图 16.2 血管肉瘤

非标准四腔心切面可见一占位附着于右心房游离壁。这是最常见的心脏恶性肿瘤，常合并心包积液

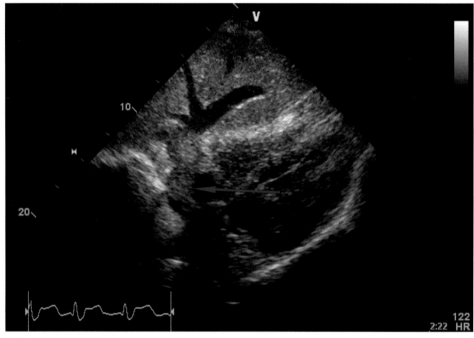

图 16.3 下腔静脉中的肿瘤

剑突下切面示下腔静脉内一较大肿瘤，致其扩张，并进入右心房

　　扫描二维码免费观看动态视频

图 16.2　　　　　图 16.3

表 16.3　可误为心房占位的结构

下腔静脉瓣	附着于下腔静脉开口处，可为活动亦可固定，可厚可薄，长可至 20mm
希阿里网	附着于下腔静脉瓣附近，纤薄并可轻微飘动
房间隔膨出瘤	在胸骨旁左心室长轴切面上可能类似左心房占位，当然在其他切面上诊断并不困难
房间隔脂肪瘤样肥厚	脂肪在卵圆窝两端沉积，在二维切面上呈"哑铃"样的改变
起搏导线	起搏导线较长且走行弯曲，需多切面扫查
中心静脉导管	通常有明显的双轨征

表 16.4　心房占位

心腔内占位	固定的左心房内隔膜（左房三房心）
	活动性右心房内占位：可能为血栓、经下腔静脉蔓延而来的肿瘤或嵌顿于卵圆孔上的血栓
	自由漂浮在左心房内的球形血栓（与心房颤动及二尖瓣狭窄相关）
房间隔占位	黏液瘤：附着于房间隔中央，左侧远多于右侧，为混合回声，瘤体较大时在舒张期可脱垂入二尖瓣口，或于收缩期影响二尖瓣关闭
	血栓：静脉血栓脱落后可嵌顿于卵圆孔中
左心耳占位	多为血栓，心尖两腔心切面可显示。95% 的左心房血栓起源于左心耳
心房游离壁占位	血栓：通常位于左心耳周边，或位于左心房内左肺静脉与右肺静脉之间，或位于右心房内上腔静脉与下腔静脉之间
	肿瘤：附着于右房游离壁的无蒂固定性占位通常为血管肉瘤（图 16.2）

4　左心室或右心室占位

见表 16.5。

- 合并心包积液时提示占位可能为恶性。
- 在没有相关的病理基础（如扩大的左心室、丰富的肌小梁）时，左心室血栓

　　　　罕见；当然，合并易栓症（如原发性胆汁性肝硬化、白塞病）时，正常左心
　　　　室也可形成血栓。

- 右心室血栓可能来源于深静脉血栓，或为右室心肌病所致。
- 血栓的超声特征见表16.6。如果诊断不明确，需多切面扫查并可考虑超声造影。
- 勿将正常结构误诊为占位（表16.7）。

表 16.5　左心室或右心室占位的病因

心腔内占位	
血栓	其特征见表 16.6
心内膜心肌纤维化	导致左心室及右心室心尖部血栓，并可延续至心脏基底段，且累及房室瓣
丰富的肌小梁	主要见于心肌致密化不全（见图 4.3，第 39 页）
良性肿瘤	乳头状弹力纤维瘤及黏液瘤偶可位于左心室或右心室
心肌内或主要位于心肌内的占位	
转移性肿瘤	可发生在左心室壁或右心室壁任何位置，可向内或向外生长。多转移自乳腺、肺及胃肠肿瘤，也可见于其他罕见肿瘤，例如黑色素瘤、生殖细胞肿瘤、胸腺瘤
原发恶性肿瘤	淋巴瘤或肉瘤向外侵袭生长，可导致心包积液
纤维瘤	常位于室间隔或左心室游离壁内。最大直径可达 100mm。肿瘤中央钙化为其特征（图 16.4）
横纹肌瘤	心肌内多发强回声占位，常凸入心腔。一般儿童时期即消退
系统性疾病	结节病、结核或类风湿关节炎可致心肌内结节
包虫病	囊性、囊实性或实性，单发或多发。多位于心肌内，也可位于心包内

表 16.6　心室内血栓的超声特征

基础病因为室壁运动异常
血栓与左心室壁之间分界明显
其回声强于心肌（译者注 15，详见第 222 页）
在多个切面中可见
血栓内部无血流信号，也无造影剂灌注

表 16.7 可误为左心室或右心室占位的情况

肌小梁	肌小梁是右心室的特征结构，左心室内肌小梁也常见，但数量较少。体育锻炼可使其增加，特别是黑人运动员
节制索	为右心室正常结构
左心室假腱索	其走向可与室间隔平行
肥大的乳头肌	偶可误为占位，应注意观察其与左心室壁及腱索的连接关系
异位乳头肌	较少见，比如异位在左室流出道
心尖近场伪像	并非每个切面均可见。调节聚焦及增益有助于鉴别。偶尔须超声造影来鉴别

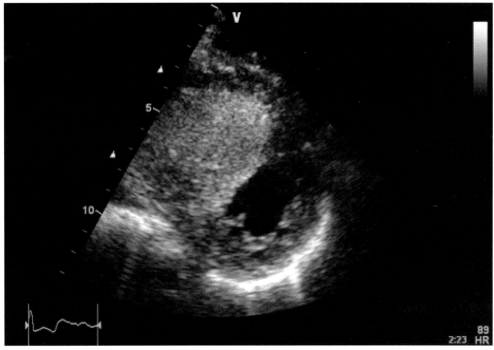

图 16.4 纤维瘤
胸骨旁左心室短轴切面可见一较大心肌内占位，其回声特征与周边心肌截然不同

扫描二维码免费观看动态视频

图 16.4

5 心外占位

见表 16.8。

表 16.8 心外占位

异常结构	
纵隔肿瘤	淋巴瘤（图 16.5）
淋巴结	常位于肺动脉旁
血肿	
心包囊肿	
心包包虫病	可为单发囊肿或多房囊肿，也可为实性
假性室壁瘤	与心肌梗死相关，诊断通常不难
膈下占位	肝囊肿或肾囊肿
可误诊为占位的正常结构	
降主动脉	
膈疝	为混合回声
脊柱	这在漏斗胸患者尤为明显
心包脂肪垫	常位于右室流出道前方（胸骨旁左心室长轴切面易于显示）以及膈肌与右心室之间（剑突下切面易于显示）

6 大血管占位

见表 16.9。

表 16.9 大血管占位

肺动脉	
血栓	源自深静脉血栓，可导致肺栓塞（见表 17.2，第 181 页）
肉瘤	罕见
黏液瘤	非常罕见
主动脉	
夹层	扩张的主动脉内波浪状飘动的内膜片通常明显可见。医疗器械所致的局限性夹层可仅导致小范围的管壁增厚
"带蒂"粥样斑块	大部分为 TEE 检查发现
真菌性主动脉炎	心脏外科手术的罕见并发症。典型改变为较大的赘生物附着于主动脉壁切口处

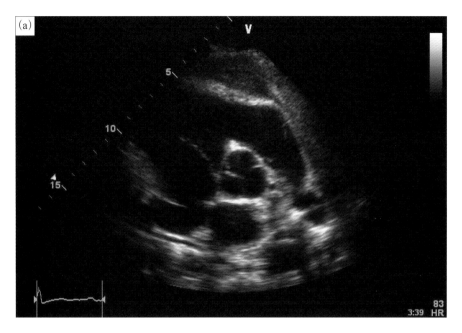

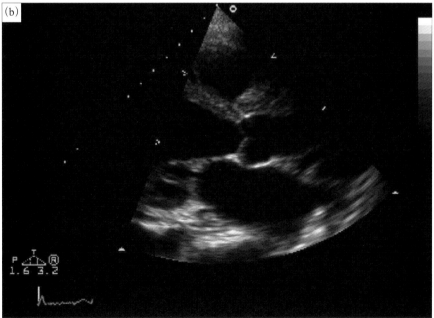

图 16.5 淋巴瘤

(a) 胸骨旁左心室短轴切面可见一纵隔占位；(b) 胸骨旁左心室长轴切面可见此占位向下延伸至升主动脉前方

  扫描二维码免费观看动态视频

图 16.5

7 对血流动力学的影响

需评估占位是否导致瓣膜反流，是否引起血流梗阻。若有，评估其程度。

8 其他特征

某些特征可能有助于对占位性质进行判断。

- 合并心包积液时，占位可能为恶性。
- 以下情况为血栓形成的危险因素：
  - 心房颤动
  - 左心房扩大
  - 二尖瓣狭窄
  - 左心室扩大且运动减弱
- 相关病史，如癌症、肺栓塞、感染性心内膜炎等，可对占位的性质有所提示。

9 其他影像学检查

如果占位难以定性，应考虑其他影像学检查（表 16.10）。

表 16.10 评估占位的其他影像学检查 [3]

检查技术	价值
超声造影 • 确认是否存在占位及其位置 • 评估占位的灌注情况	
TEE	可清晰显示心房占位
CMR • 组织分辨力佳 • 能区分血栓与黏液瘤 • 能确诊心脏脂肪瘤 • 能评估占位的灌注情况（即占位的血供）	
PET	显示恶性肿瘤的代谢状况，以及有无累及其他器官
CT	评估是否侵袭纵隔，是否累及其他器官 评估局部浸润情况

需要注意避免的错误

- 将正常解剖变异误诊为占位
- 发现右心房占位时未扫查下腔静脉
- 对占位进行定性时忽略临床信息，如心房颤动（特别是心房或心室扩大）时，占位为血栓的可能性要大于肿瘤

心脏占位：超声报告要点

1. 位置及附着形式
2. 大小及回声
3. 活动度
4. 与周边静脉的关系
5. 是否侵犯周围组织
6. 对血流动力学有无影响
7. 是否有心包积液
8. 是否有血栓形成的危险因素

（周桂丽 钟新波 **译** 费洪文 **校**）

参考文献

[1] Lam KY, Dickens P, Chan AC. Tumors of the heart: a 20-year experience with a review of 12485 consecutive autopsies. *Arch Pathol Lab Med* 1993;117:1027–1031.

[2] Butany J, Nair V, Naseemuddin A, Nair GM, Catton C, Yau T. Cardiac tumours: diagnosis and management. *Lancet Oncol* 2005;6:219–228.

[3] Auger D, Pressacco J, Marcotte F, Tremblay A, Dore A, Ducharme A. Cardiac masses: an integrative approach using echocardiography and other imaging modalities. *Heart* 2011;97:1101–1109.

17 第十七章 超声心动图在危急重症中的应用

心血管急症大多需要进行完整的超声心动图检查。然而，当患者病情危重时可能只能进行相对简略的专项（focused）超声检查，以利于临床抢救。（译者注16，详见222页）

- 针对急诊科、重症监护室及心脏骤停的专项超声检查方案已有不少。比如：FEEL、FATE、FICE、FUSE、FOCUS、ELS、USLS、FAST、CFEU、ACC/AHA。这些方案多仅包括心脏检查，少数涵盖肺脏及腹部。
- 作为体格检查的有效延伸，超声心动图在危急患者中的应用越来越广泛。既往发布以及新增加的专项检查方案[1, 2]通常都有如下共同特点：
  - 在二维检查的基础上使用彩色多普勒，以检出明显的瓣膜疾病
  - 使用标准切面，如胸骨旁左心室长轴及短轴切面、心尖四腔及五腔心切面、剑突下切面
  - 全面评估心脏的关键结构
    - 左心室大小及功能
    - 右心室大小及功能
    - 下腔静脉
    - 心脏瓣膜
    - 有无心包积液

1 需紧急超声检查的指征

表 17.1 ~ 17.5 列出了各种情境时超声心动图的评估要点，其中部分仅需进行专项超声检查，部分则需要完整的检查（以"*"号标注）。

- 心脏骤停（表 17.1）。心脏超声检查的目的是查找可逆病因（例如：心脏压塞、肺栓塞、严重循环容量不足）以及某些可能不必继续心肺复苏的病变（如心脏破裂）。
- 临床诊断为肺栓塞，患者使用肝素治疗 1 小时后仍然为低血压。此时如果患者的右心扩大且肺动脉收缩压高（表 17.2），可能需要溶栓治疗。
- 不明原因的严重低血压（表 17.3）。
- 不明原因的肺水肿（表 17.4）。

- 心肌梗死后血流动力学不稳定（表 17.1）。
- 胸痛，有主动脉夹层或肺栓塞可能（表 17.2）。
- 外伤患者有如下情况时（表 17.5）：
  - 临床情况恶化，原因不明
  - 严重的胸部冲击伤或穿刺伤
  - 减速伤或挤压伤
  - 纵隔增宽、怀疑主动脉外伤时（此时也可考虑 TEE 或 CT 检查）
- 慢性阻塞性肺疾病（COPD）急性加重。虽然这通常不是紧急超声检查的指征，但约 20% 患者合并左心室收缩功能不全[3]，早期发现可及时调整治疗策略。

表 17.1　心脏骤停的超声心动图评估要点

严重的左心室收缩功能不全
心肌梗死的急性并发症 ● 乳头肌断裂 ● 室间隔穿孔* ● 心室游离壁破裂*
左心室肥厚（提示肥厚型心肌病）
右心室扩大（可参见表 17.2）
心脏压塞
严重的瓣膜疾病，特别是主动脉瓣狭窄
人工心脏瓣膜梗阻*
主动脉夹层破入胸腔或腹腔*
明显的循环容量不足（可参见表 17.3）

注：*可能需要完整的超声心动图检查。

表 17.2　血流动力学不稳定的肺栓塞的超声心动图表现[4-6]

右心室扩大，其游离壁运动减弱但心尖处运动相对正常（McConnell 征）
胸骨旁左心室短轴切面左心室呈"D"字形
三尖瓣反流 V_{max} 通常小于 4m/s*
肺动脉瓣口血流频谱达峰时间小于 90ms*
下腔静脉扩张且吸气时不塌陷
肺动脉或右心腔内偶可发现血栓*

注：*需要完整的超声心动图检查。

表 17.3　低血压的超声评估要点

循环容量不足所致
下腔静脉内径小于 10mm，吸气时完全塌陷
左心室及右心室心腔小，收缩增强，可有"乳头肌对吻"征
二尖瓣 E 峰及 A 峰流速降低[*]
VTI$_{主动脉瓣下}$呼吸变化率超过 20%（不伴心包积液、右心室扩大或哮喘等病变时）[*]
心源性
左心室整体或局部收缩功能不全[*]
左室流出道动力性梗阻
右心室收缩功能不全（可参见表 17.2）
心脏压塞
严重的瓣膜疾病
下腔静脉内径大于 20mm 且吸气时无塌陷
败血症[7]
左心室正常大小（或扩大）并室壁运动普遍减弱，或左心室正常大小并室壁运动增强（取决于前负荷及正性肌力药物的使用情况）
右心室轻度扩大、运动减弱（见于急性呼吸窘迫综合征时）

注：[*]可能需要完整的超声心动图检查。

表 17.4　原因不明的肺水肿的超声评估要点

左心室功能不全
心肌梗死的并发症 • 乳头肌断裂 • 室间隔穿孔[*] • 已闭合的游离壁破裂
严重的自体瓣膜疾病
人工机械瓣血栓[*]（可能需 TEE 检查）

注：[*]可能需要完整的超声心动图检查。

表 17.5　冲击伤或穿刺伤的超声评估要点

冲击伤
心包积液
心肌挫伤 ● 右心室扩大，室壁运动减弱 ● 左心室壁局部增厚、室壁运动异常（尤其易累及前壁心尖段）
室间隔穿孔
室壁节段性运动异常（冠状动脉夹层所致）
瓣膜损伤致急性二尖瓣或三尖瓣反流，偶可致主动脉瓣反流
主动脉扩张、夹层或壁间血肿（需 TEE 检查）
主动脉横断（需 TEE 检查）
穿刺伤
右心室壁运动减弱
室间隔穿孔
心包积液或心包血肿（可为局限性）
胸腔积液
二尖瓣反流（瓣叶撕裂或腱索、乳头肌损伤所致）
主动脉瓣反流（瓣叶撕裂所致）
左心室运动增强（前负荷不足所致）

2　重症监护室额外的超声心动图检查指征

机械通气可能干扰超声心动图对心脏血流动力学的评估（表 17.6）。

● 此时心脏压塞的诊断要比自主呼吸时更依赖临床信息。对于机械通气的心包积液患者，发生不明原因的血压或心输出量的下降和（或）急性肾衰竭时，应考虑引流心包积液。

● 气道高压或高呼气末正压通气（PEEP）时，可暂停机械通气，消除影响因素后再进行血流动力学的评估。

以下情境需要进行完整的超声心动图检查，且常为 TEE 检查。

● 心脏外科手术后低血压（表 17.7）。

● 估测充盈压，低充盈压情况见表 17.3，高充盈压情况见表 17.8。

● 评估扩容后心输出量的反应：

- 抬高下肢后下腔静脉内径及 $VTI_{主动脉瓣下}$ 的变化情况
- 有研究 [8] 认为，在特定的机械通气参数下，如果下腔静脉（IVC）内径变化幅度超过 18%，则扩容可能有效。计算公式为
  - $100（IVC_{最宽径}-IVC_{最窄径}）/IVC_{最窄径}$
- 目前没有通用的超声心动图指标，最终需结合临床资料进行判断
- 其他重症监护室常见的超声心动图检查指征见表 17.9。
- 体外膜肺氧合（ECMO）患者的评估见附录 2，表 A2.1 ～ A2.3；植入 Impella 装置患者的评估见附录 2，表 A2.4；主动脉内球囊反搏（IABP）患者的评估见附录 2，表 A2.5。

表 17.6　机械通气对血流动力学的影响 [9]

机械通气的患者左心输出量在呼气时下降，右心静脉回流在吸气时下降，这与自主呼吸时恰恰相反
机械通气时血流的呼吸变化率可较正常情况高，但如果超过 25%，需 ● 核对通气参数 ● 排除心包积液 ● 确认左、右心室大小及功能 ● 核实是否存在循环容量不足
PEEP 值过高（10mmHg 左右）可减少静脉回流、降低后负荷。它对左心室收缩及舒张功能的影响视基础心功能而定，但以下几项比较确定： ● 每搏输出量下降 ● 二尖瓣瓣环 E' 值下降 ● 二尖瓣 E 峰减速时间延长
高频振荡通气时下腔静脉都会扩张

表 17.7　心脏外科手术后低血压的超声评估要点

表 17.3 中的所有要点
主动脉瓣狭窄瓣膜置换后类似肥厚型心肌病的情况：左心室腔小，二尖瓣瓣叶收缩期前向运动，左室流出道梗阻
二尖瓣成形术后瓣叶收缩期前向运动
人工瓣膜瓣内或瓣周反流，或人工瓣梗阻（需 TEE）
自体瓣膜的功能情况
心房周围局限性血肿（需 TEE）或者心包其余部位的积液导致急性心脏压塞
冠状动脉搭桥术后右心室心肌顿抑或缺血（右冠状动脉气栓所致）

表 17.8　心房充盈压过高的超声征象

右心房压力过高
下腔静脉内径大于 20mm 且吸气时不塌陷（非高频振动通气时），或上腔静脉吸气时不塌陷（TEE 检查时）
右心房扩大
房间隔凸向左心房侧（无三尖瓣重度反流时）
左心房压力过高
二尖瓣 E/E′ 值大于 15
二尖瓣 E 峰减速时间小于 150ms
房间隔凸向右房侧（无二尖瓣反流时）
左心房扩大（左心房压力长期增高时）

表 17.9　重症监护室其他常见的超声心动图检查指征

检查指征	超声检查要点[*]
机械通气撤机困难	左、右心室收缩功能、舒张功能，严重瓣膜疾病
	心包积液
不明原因的低氧血症	是否为肺栓塞（表 17.2）
	是否有右向左分流（可能需右心超声造影检查）（见第 138—139 页）
治疗效果欠佳的急性呼吸窘迫综合征	右心室大小及功能
	肺动脉压力
一氧化氮使用之前及使用中	右心室功能及肺动脉压力
正性肌力药使用前及使用后	左心室及右心室功能
可疑的感染性心内膜炎	详见第十一章
栓塞事件	详见表 18.3

注：[*]需完整的超声心动图检查以排除所有异常。

（周桂丽　钟新波　**译**　费洪文　**校**）

参考文献

[1] Spencer KT, Kimura BJ, Korcarz CE et al. Focused cardiac ultrasound: recommendations from the American Society of Echocardiography. *J Am Soc Echocardiogr* 2013;26:567–581.

[2] Victor K, Rajani R, Bruemmer-Smith S, Kabir S, Chambers J. A training programme in screening echocardiography. *Clin Teach* 2013;10(3):176–180. doi:10.1111/tct.12019.

[3] Rutten FH, Cramer M-JM, Grobbee DE et al. Unrecognised heart failure in elderly patients with stable chronic obstructive pulmonary disease. *Eur Heart J* 2005;26:1887–1894.

[4] Kasper W, Geibel A, Tiede N et al. Distinguishing between acute and subacute massive pulmonary embolism by conventional and Doppler echocardiography. *Br Heart J* 1993;70:352–356.

[5] Kjaergaard J, Schaadt BK, Lund JO, Hassager C. Quantitative measure of right ventricular dysfunction by echocardiography in the diagnosis of acute nonmassive pulmonary embolism. *J Am Soc Echocardiogr* 2006;19:1264–1271.

[6] McConnell MV, Solomon SD, Rayan ME, Come PC, Goldhaber SZ, Lee RT. Regional right ventricular dysfunction detected by echocardiography in acute pulmonary embolism. *Am J Cardiol* 1996;78:463–469.

[7] Etchecopar-Chevreuil C, Francois B, Clavel M et al. Cardiac morphological and functional changes during early septic shock: a transesophageal echocardiographic study. *Int Care Med* 2008;34:250–256.

[8] Barbier C, Loubieres Y, Schmit C et al. Respiratory changes in inferior vena cava diameter are helpful in predicting fluid responsiveness in ventilated septic patients. *Int Care Med* 2004;30:1740–1746.

[9] Chin JH, Lee EH, Choi DK, Hahm KD, Sim JY, Choi IC. Positive end-expiratory pressure aggravates left ventricular diastolic relaxation further in patients with pre-existing relaxation abnormalities. *Br J Anaesth* 2013;111(3):368–373. doi:10.1093/bja/aet061.

第十八章 其余临床情况

18

在本书前述各章节内容之外，尚有不少需行超声心动图检查的临床情况，其评估要点我们列于下述表格。

- 心脏杂音（表 18.1）。
- 心力衰竭（表 18.2）。
- 脑卒中、短暂性脑缺血发作及周围动脉栓塞（表 18.3）。
- 心律失常（表 18.4）。
- 高血压（表 18.5）。
- 吸食可卡因（表 18.6）。
- 艾滋病（表 18.7）。
- 神经肌肉疾病（表 18.8）。
- 结缔组织病（表 18.9）。
- 嗜酸性粒细胞增多症（表 18.10）。
- 药物所致心脏瓣膜病（卡麦角林、培高利特、苯氟雷司）（表 18.11）。
- 放疗（表 18.12）。多为非霍奇金淋巴瘤或左侧乳腺癌接受放疗 20 年后。
- Chagas 病（表 18.13）。因人口流动，本病开始在南美洲以外的国家出现。

表 18.1 心脏杂音的超声评估要点

瓣膜增厚及反流
主动脉瓣下室间隔膨凸增厚
房间隔缺损：诊断线索为右心室扩大且室壁运动活跃
室间隔缺损 • 胸骨旁长轴和短轴切面、彩色取样框置于膜周部室间隔，可诊断大部分病例 • 胸骨旁长轴、短轴及心尖四腔心切面时彩色取样框置于肌部室间隔 • 心尖部室间隔缺损有可能被漏诊（在杂音最大处用连续多普勒扫查有助于避免漏诊）
主动脉缩窄（在胸骨上窝切面评估）
肺动脉内连续性频谱（译者注 17，详见第 222 页）
动脉导管未闭（在胸骨旁短轴及胸骨上窝切面评估）

表 18.2　怀疑心力衰竭时的超声评估要点

左心室大小、室壁厚度以及收缩、舒张功能
右心室形态、大小及功能
左心房容积指数（为左心室充盈压长期升高的指标）
下腔静脉内径及其吸气塌陷率
瓣膜结构及功能

表 18.3　脑卒中、短暂性脑缺血发作及周围动脉栓塞的超声评估要点 [1]

左心室运动普遍减弱、室壁瘤或者大面积的节段性室壁运动减弱
提示存在高血压的线索（高血压为血管病变的潜在病因）：左心室壁肥厚、舒张功能下降、左心房扩大、主动脉硬化、主动脉扩张
左心房扩大
主动脉夹层的证据：主动脉扩张、内膜片形成
二尖瓣疾病：狭窄比反流更容易导致栓塞事件
房间隔缺损或卵圆孔未闭（小于 50 岁患者可能需行右心超声造影检查）
占位：左心房黏液瘤或血栓，左心室血栓，瓣膜赘生物或乳头状弹力纤维瘤
心房颤动（经 12 导联心电图证实）

表 18.4a　室性心动过速复律后的超声评估要点

左心室大小及收缩功能
有无左心室肥厚
右室心肌病（见第 40—43 页）
瓣膜疾病

表 18.4b　心房颤动的超声评估要点

左心房及右心房大小
左心室大小及功能
二尖瓣结构及功能
有无左心房血栓
右心室大小及功能
肺动脉压力

表 18.5 高血压的超声评估要点

左心室肥厚（主动脉瓣下室间隔膨凸增厚可能是高血压的早期表现）
左心室大小和收缩功能
二尖瓣前叶收缩期前向运动（罕见）
左心室舒张功能
左心房大小
主动脉内径
主动脉缩窄
主动脉弓扩张
主动脉瓣增厚

表 18.6 吸食可卡因患者的超声评估要点 [2]

急性中毒
室壁运动异常（心肌梗死）
左心室运动普遍减弱（心肌炎）
主动脉夹层
长期服用
左心室扩大
左心室肥厚
心内膜炎

表 18.7 艾滋病患者的超声评估要点 [3]

左心室扩大
肺动脉高压
心包积液
心内膜炎（艾滋病时易感性增加）
心包增厚（例如：卡波西肉瘤、非霍奇金淋巴瘤）

表 18.8　神经肌肉疾病的超声心动图异常表现 [4, 5]

Duchenne 型肌营养不良	左心室收缩功能不全（始于下后壁）、肺动脉高压及右心室收缩功能不全（继发于呼吸衰竭）
Becker 型肌营养不良	左心室扩大（始于下后壁）
面肩肱型肌营养不良	通常不累及心脏
强直性肌营养不良	较少合并心肌病（可能表现为亚临床的收缩功能下降）
Emery-Dreifuss 型肌营养不良	合并心肌病：中等风险
肢带型肌营养不良	合并心肌病：中等风险
Friedreich 共济失调	左心室肥厚
线粒体肌病	
MELAS 综合征	合并肥厚型心肌病：中等风险
MERRF 综合征	合并扩张型心肌病或肥厚型心肌病：中等风险
Kearns-Sayre 综合征	合并扩张型心肌病：可能合并二尖瓣、三尖瓣脱垂

表 18.9　结缔组织病的超声评估要点 [6-8]

系统性红斑狼疮	继发于心肌炎的左心室收缩功能不全
	瓣叶普遍增厚、赘生物形成（多累及二尖瓣及主动脉瓣）并瓣膜反流（狭窄罕见）
	肺动脉高压
	心包积液（心脏压塞少见）
原发性抗磷脂综合征	瓣叶普遍增厚、赘生物形成（多累及二尖瓣及主动脉瓣）并瓣膜反流（狭窄罕见）
	右心血栓
	肺动脉高压
	左心室收缩功能不全（继发于高血压或冠状动脉疾病）
类风湿关节炎	类风湿结节多位于瓣叶基底部
	瓣叶增厚常局限且程度较轻，但也可为弥漫增厚
强直性脊柱炎	主动脉根部扩张，主动脉瓣及二尖瓣前叶基底部增厚、纤维化
Wegener 肉芽肿病	主动脉瓣赘生物并反流
	心包炎
	左心室收缩功能不全
	主动脉瘤

变应性肉芽肿性血管炎	常合并心肌炎
	心包积液
系统性硬化症（硬皮病）	心肌纤维化对左心室舒张功能的损害超过对收缩功能的损害
	肺动脉高压及右心衰（继发于肺纤维化）
	心包积液（发生率约 40%）
	主动脉瓣或二尖瓣增厚（发生率约 10%）
多肌炎（皮肌炎）	左心室舒张功能不全（发生率约约 40%）
	肺动脉高压（继发于间质性肺疾病）
混合性结缔组织病	肺动脉高压
干燥综合征	较少累及心脏
	肺动脉高压（继发于肺脏受累）
白塞病	心肌炎
	右心房及右心室血栓
	肺动脉瘤
Cogan 综合征	主动脉扩张及其继发的主动脉瓣反流
结节病	扩张型心肌病或者节段性心肌瘢痕化
	局限性结节
大动脉炎	主动脉扩张及其继发的主动脉瓣反流
	肺动脉扩张
	肺动脉瓣狭窄
	冠状动脉（或支气管动脉或主动脉）- 肺动脉瘘
	亚临床心肌病变
巨细胞动脉炎	胸主动脉瘤
结节性多动脉炎	扩张型心肌病
显微镜下多血管炎	心力衰竭
	心包炎
川崎病	心肌梗死
	急性心肌炎及心包炎

表 18.10 嗜酸性粒细胞增多症、Loeffler 心内膜炎及心内膜心肌纤维化的超声评估要点

心内膜回声增强
左心室和右心室心尖部血栓（见图 4.2，第 37 页）
二尖瓣及三尖瓣纤维组织附着

表 18.11 使用卡麦角林、培高利特及苯氟雷司患者的超声评估要点

可能影响二尖瓣、主动脉瓣或者三尖瓣
瓣叶增厚、活动受限及关闭不全
第一征象可能为二尖瓣的"帐篷"高度增加
瓣叶普遍增厚
垂体催乳素微腺瘤使用低剂量卡麦角林时几乎从不影响心脏

表 18.12 放疗患者的超声评估要点 [9]

瓣膜疾病	主动脉瓣及二尖瓣增厚
	瓣膜反流比狭窄常见
	放疗 20 年后发生率约为 6%
左心室功能不全	弥漫性心肌纤维化
	早期为收缩功能不全，晚期为限制型心肌病
冠心病	节段性室壁运动异常
心包缩窄	发生率为 4% ~ 20%，取决于放疗剂量及联合化疗情况

表 18.13 Chagas 病的超声评估要点 [10]

节段性室壁运动异常，尤其是下后壁（在无症状患者中的发生率为 20%，有症状患者为 30%）
心尖室壁瘤（在无症状患者中的发生率为 8%，气促患者可达 60%）
病程晚期左心室普遍扩大，室壁运动普遍减弱

（周桂丽 钟新波 译 费洪文 校）

参考文献

[1]　Pepi M, Evangelista A, Nihoyannopouls P et al. Recommendations for echocardiography use in the diagnosis and management of cardiac sources of embolism. *Eur J Echocardiogr* 2010;11:461–476.

[2]　Missouris CG, Swift PA, Singer DRJ. Cocaine use and acute left ventricular dysfunction. *Lancet* 2001;357:1586.

[3]　Lipshultz SE, Fisher SD, Miller TL, Sharma TS, Milton AN. The cardiovascular manifestations of HIV infection. *Dialog Cardiovasc Med* 2007;12:5–23.

[4]　Bouhouch R, Elhouari T, Oukerraj L et al. Management of cardiac involvement in neuromuscular diseases: review. *Open Cardiovas Med J* 2008;2:93–96.

[5]　Barrera-Ramirez CF, Barragán-Campos HM, Ilarraza H, Iturralde P, Ávila-Casado MC, Oseguerab J. Cardiac involvement in Kearns–Sayre Syndrome. *Rev Esp Cardiol* 2005;58:443–446.

[6]　Roldan CA. Valvular and coronary heart disease in systemic inflammatory diseases. *Heart* 2008;94:1089–1101.

[7]　Ferri C, Giuggioli D, Sebastiani M et al. Heart involvement and systemic sclerosis. *Lupus* 2005;14:702–707.

[8]　Knockaert DC. Cardiac involvement in systemic inflammatory diseases. *Eur Heart J* 2007;28:1797–1804.

[9]　Lancellotti P, Nkomo VT, Badano LP et al. Expert consensus for multi-modality imaging evaluation of cardiovascular complications of radiotherapy in adults: a report from the European Association of Cardiovascular Imaging and the American Society of Echocardiography. *J Am Soc Echocardiogr* 2013;26:1013–1032.

[10]　Acquatella H. Echocardiography in Chagas heart disease. *Circulation* 2007;115:1124–1131.

第十九章 超声心动图检查指征及合理应用标准

1 心脏超声造影的检查指征 [1-3]

1.1 右心超声造影

- 排除卵圆孔未闭：
  - 当脑卒中或短暂性脑缺血发作发生于年轻患者（通常指小于 50 岁），或发生于老年患者但临床证据倾向于矛盾性栓塞时
  - 潜水员
  - 不明原因的低氧血症
- 增强微弱的三尖瓣反流信号以估测肺动脉压力。
- 检出永存左上腔静脉。
- 检出心外分流，如肺动静脉瘘。

1.2 左心超声造影

- 左心室心内膜显示不清时：
  - 测量 LVEF
  - 确诊左心室收缩功能不全
- 辨认左心室心尖部结构：
  - 血栓
  - 心尖肥厚型心肌病
  - 心肌致密化不全
- 检出假性室壁瘤。
- 负荷超声心动图：
  - 心内膜显示不清时
- 心肌灌注：
  - 心肌梗死的早期诊断
  - 提高心肌缺血的检出率
  - 存活心肌的判断

2　经食管超声心动图的检查指征 [4, 5]

部分检查指征如下。

- TTE 声像质量欠佳（尽管使用了超声造影剂）。
- 可疑感染性心内膜炎：
  - 大部分人工心脏瓣膜或起搏导线导致的心内膜炎
  - TTE 未能确诊
- 脑梗死、短暂性脑缺血发作、周围动脉栓塞：
  - 患者年龄小于 50 岁，且未发现心外病因
  - 患者年龄大于 50 岁，无脑血管疾病证据或其他明显病因，且 TEE 发现有可能改变治疗策略
- 成人先天性心脏病的初始评估。
- 心律转复前：
  - 既往心源性栓塞史
  - 抗凝禁忌或抗凝效果不佳
  - 心房颤动持续时间小于 48 小时的结构性心脏病
- 人工心脏瓣膜：
  - 准确定量二尖瓣反流
  - 确定瓣膜梗阻的病因
  - 可疑的瓣膜梗阻
  - 可疑的感染性心内膜炎
  - 怀疑存在异常反流（例如：左心室高动力状态、溶血性贫血、气促），但 TTE 检查未见异常或诊断不确定
  - 已经充分抗凝但仍再次发生血栓栓塞事件
- 自体瓣膜：
  - 评估是否适宜行二尖瓣球囊扩张术及其安全性
  - 判断二尖瓣反流病变是否适宜行瓣膜成形术
- 主动脉：
  - 诊断主动脉夹层、壁间血肿或主动脉横断
  - 测量主动脉内径
  - TAVI 术前测量瓣环大小
- 围手术期：
  - 确认术前诊断
  - 二尖瓣成形效果的评估

- 人工瓣膜置换术后即刻评估其功能
- 确认排气效果
- 检出心肌缺血
- 评估 ICU 血流动力学不稳定的患者
- 经皮介入手术：
  - 术前评估，术中指导经皮瓣膜成形、封堵器释放以及射频消融时的房间隔穿刺

3　负荷超声心动图检查指征 [5-10]

- 对不适宜行心电图运动试验（例如：静息心电图异常、运动障碍、运动试验可能不准确）的患者预测其存在冠心病的概率。
- 对已确诊冠心病的患者进行危险分层（例如：心肌梗死患者）。
- 病情稳定的急性胸痛患者，心电图及肌钙蛋白均不能明确诊断。
- 评估临界的冠状动脉狭窄或临界的冠状动脉钙化积分的临床意义。
- 判断梗死区域是否存在存活心肌。
- 左心室收缩功能不全且无冠状动脉造影检查计划。
- 血管手术的术前检查，患者有冠心病危险因素，心功能较差或未知。
- 冠状动脉血运重建后仍有相关症状。
- 低流量、低跨瓣压差的主动脉瓣狭窄。
- 无症状的重度主动脉瓣狭窄 / 二尖瓣狭窄 / 二尖瓣反流，静息状态下评估结果为无手术指征。
- 轻度或中度的瓣膜疾病，但有相关临床症状。
- 高危的非心脏手术的术前检查，患者有心血管疾病危险因素，心功能较差或未知。

4　不合理的经胸超声心动图检查指征 [11]

下列情况如果病情稳定，通常无须行 TTE 检查。
- 心律失常（没有结构性心脏病临床证据）：
  - 非频发的房性期前收缩或室性期前收缩
  - 窦性心动过缓
  - 头晕或晕厥前状态
- 左心室功能（包括心肌病）：
  - 症状、体征及术前常规检查均无心血管疾病证据

- 对已确诊冠心病的患者进行常规复查
- 其他检查手段提示心功能正常
- 心力衰竭患者在病情没有变化的情况下常规复查（间隔小于 1 年）
- 医疗器械植入后在病情没有变化的情况下常规复查
- 对心肌病患者常规复查（间隔小于 1 年）
- 对高血压患者常规复查

- 右心：
  - 怀疑为肺栓塞时，常规行超声心动图检查以明确或排除肺栓塞
  - 肺动脉高压患者常规复查（间隔小于 1 年）
- 先天性心脏病：
  - 修补成功后常规复查（间隔小于 2 年）
- 瓣膜疾病：
  - 轻度自体瓣膜疾病频繁复查。指南推荐的检查频率，请参见表 A3.4，第 210 页
  - 一过性发热不伴菌血症，或伴与感染性心内膜炎无关的菌血症
  - 对无并发症的感染性心内膜进行常规复查
- 其他情况：
  - 轻微外伤，无心电图及肌钙蛋白变化
  - 定期复查临床情况无变化的少量心包积液
  - 主动脉扩张诊断明确，且超声检查结果不影响临床处理

（周桂丽 钟新波 译 费洪文 校）

参考文献

[1] Senior R, Becher H, Monaghan M et al. Contrast echocardiography: evidence-based recommendations by European Association of Echocardiography. *Eur J Echocardiogr* 2009; 10:194–212.

[2] Mulvagh SL, Rakowski H, Vannan MA et al. American Society of Echocardiography consensus statement on the clinical applications of ultrasonic contrast agents in echocardiography. *J Am Soc Echocardiogr* 2008;21:1179–1201.

[3] Stewart MJ. Contrast echocardiography. *Heart* 2003;89:342–348.

[4] Flachskampf FA, Badano L, Daniel WG et al. Recommendations for transoesophageal echocardiography: update 2010. *Eur J Echocardiogr* 2010;11:557–576.

[5] Sicari R, Nihoyannopoulos P, Evangelista A et al. Stress echocardiograpohy expert consensus statement. *Eur J Echocardiogr* 2008;9:415–437.

[6] Becher H, Chambers J, Fox K et al. BSE procedure guidelines for the clinical application

of stress echocardiography, recommendations for performance and interpretation of stress echocardiography: a report of the British Society of Echocardiography Policy Committee. *Heart* 2004;90 Suppl 6:vi23–vi30.

[7]　Senior R, Monaghan M, Becher H, Mayet J, Nihoyannopoulos P, British Society of Echocardiography. Stress echocardiography for the diagnosis and risk stratification of patients with suspected or known coronary artery disease: a critical appraisal. *Heart* 2005;91(4):427–436.

[8]　Pierard LA, Lancellotti. Stress testing in valve disease. *Heart* 2007;93:766–772.

[9]　Pellikka PA, Nagueh SF, Elhendy AA et al. American Society of Echocardiography recommendations for performance, interpretation, and application of stress echocardiography. *J Am Soc Echocardiogr* 2007;20:1021–1041.

[10]　Douglas PS, Khanderia B, Stainback RF et al. ACCF/ASE/ACEP/AHA/ASNC/SCAI/SCCT/ SCMR 2008. Appropriateness criteria for stress echocardiography. *Circulation* 2008;117:1478–1497.

[11]　Douglas PS, Garcia MJ, Haines DE et al. ACCF/ASE/AHA/ASNC/HFSA/HRS SCAI/SCCM/ SCCT/SCMR 2011. Appropriateness criteria for echocardiography. *J Am Soc Echocardiogr* 2011;24:229–267.

缩略语

AF（atrial fibrillation）心房颤动

AHA（American Heart Association）美国心脏协会

Ao（aorta）主动脉

AR（aortic regurgitation）主动脉瓣反流

ARVC/D（arrhythmogenic right ventricular cardiomyopathy/dysplasia）致心律失常型右室
心肌病 / 发育不良

AS（aortic stenosis）主动脉瓣狭窄

ASD（atrial septal defect）房间隔缺损

ASE (American Society of Echocardiography) 美国超声心动图学会

AV（atrioventricular）房室的

AVSD（atrioventricular septal defect）房室间隔缺损

BSA（body surface area）体表面积

CABG（coronary artery bypass）冠状动脉搭桥术

CMR（cardiac magnetic resonance）心脏磁共振

CSA（cross-sectional area）横截面积

CT（computerised tomography）计算机断层扫描

CW（continuous wave）连续多普勒

dP/dt（rate of developing pressure）压力上升速率

EAE（European Association of Echocardiography）欧洲超声心动图学会

ECG（electrocardiogram）心电图

ECMO（extracorporeal membrane oxygenation）体外膜肺氧合

EF（ejection fraction）射血分数

EOA（effective orifice area）有效瓣口面积

EROA（effective regurgitant orifice area）有效反流口面积

ESC（European Society of Cardiology）欧洲心脏病学会

FDG（fluorodeoxyglucose）氟代脱氧葡萄糖

HCM（hypertrophic cardiomyopathy）肥厚型心肌病

ICD（implantable cardioverter defibrillator）植入式除颤仪

IVC（inferior vena cava）下腔静脉

IVS（interventricular septal thickness）室间隔厚度

LA（left atrium/atrial）左心房

LAA（left atrial appendage）左心耳

LBBB（left bundle branch block）左束支传导阻滞

LV（left ventricle/ventricular）左心室

LVDD（LV diastolic dimension）左心室舒张期前后径

LVEDP（LV end-diastolic pressure）左心室舒张末压

LVEF（LV ejection fraction）左室射血分数

LVOT（LV outflow tract）左室流出道

MOA（mitral orifice area）二尖瓣口面积

MPI（myocardial performance index）心肌做功指数

MR（mitral regurgitation）二尖瓣反流

PA（pulmonary artery）肺动脉

PCI（percutaneous coronary intervention）经皮冠状动脉介入治疗

PDA（patent ductus arteriosus）动脉导管未闭

PEEP（positive end-expiratory pressure）呼气末正压通气

PET（positron emission tomography）正电子发射断层成像

PFO（patent foramen ovale）卵圆孔未闭

PISA（proximal isovelocity surface area）近端等速表面积

PR（pulmonary regurgitation）肺动脉瓣反流

PS（pulmonary stenosis）肺动脉狭窄

PV（pulmonary vein）肺静脉

PW（posterior wall）后壁

RA（right atrium）右心房

RV（right ventricle/ventricular）右心室

RWT（relative wall thickness）相对室壁厚度

SET（systolic ejection time）收缩期射血时间

SLE（systemic lupus erythematosus）系统性红斑狼疮

SV（stroke volume）每搏输出量

SVC（superior vena cava）上腔静脉

$T_{1/2}$（pressure half-time）压力减半时间

TAPSE（tricuspid annular plane systolic excursion）三尖瓣瓣环收缩期位移

TAVI（transcatheter aortic valve implantation）经导管主动脉瓣置换术

TDI（tissue Doppler imaging）组织多普勒

TEE（transesophageal echocardiography）经食管超声心动图

TOE（transoesophageal echocardiography）经食管超声心动图

TIA（transient ischemic attack）短暂性脑缺血发作

TR（tricuspid regurgitation）三尖瓣反流

TTE（transthoracic echocardiography）经胸超声心动图

VA（veno-arterial）静脉－动脉

V_{max}（peak velocity）峰值流速

VSD（ventricular septal defect）室间隔缺损

VTI（velocity time integral）速度时间积分

VV（veno-venous）静脉－静脉

附录 1　左心室

A1.1　左心室质量

- 左心室质量目前常用心底部一维的测值进行估测，公式如下：$0.83 \times$〔(LVDD + IVS + PW)^3–LVDD^3〕（LVDD：左心室舒张末期前后径；IVS：室间隔厚度；PW：左心室后壁厚度）。一般较少使用二维或三维超声心动图进行估测。

- 左心室质量的分级标准见表 A1.1。

表 A1.1　左心室质量的正常参考值范围及分级标准 [1]

	正常范围	轻度肥厚	中度肥厚	重度肥厚
女性				
左心室质量（g）	67 ~ 162	163 ~ 186	187 ~ 210	≥ 211
左心室质量 / 体表面积（g/m²）	43 ~ 95	96 ~ 108	109 ~ 121	≥ 122
男性				
左心室质量（g）	88 ~ 224	225 ~ 258	259 ~ 292	≥ 292
左心室质量 / 体表面积（g/m²）	49 ~ 115	116 ~ 131	132 ~ 148	≥ 149

A1.2　左心室舒张功能

- 通过彩色 M 型超声测量的二尖瓣血流传播速度评估左心室舒张功能 [2]：
  - 四腔心切面，显示二尖瓣至左心室的彩色充盈血流，取样线沿流入道血流中心放置，降低彩色血流标尺以显示清晰的血流混叠边界
  - 沿彩色血流混叠的边界画一条长 4 ~ 5cm 的线，可得出其斜率（V_p）
  - 计算 V_p 与二尖瓣 E 峰流速的比值
  - V_p/E 超过 1.8 提示左心室舒张充盈压升高

A1.3　心脏再同步化治疗的参数优化

- 除了左心室 EF 测值（小于 35%）之外，超声心动图并不能判断患者是否需要双心室起搏 [3]。心脏不同步主要由心电图判断。

- 双心室起搏术后的参数优化一般不需超声心动图参与，但如果患者心力衰竭症状反复，仍需进行超声心动图评估。

- 目前双心室起搏参数的超声心动图优化尚无公认方法。我们的推荐如下：
  - 首先调整房室间期。关注不同房室间期时 A 峰的大小、舒张充盈时间长短以及二尖瓣反流程度的变化，可按下述流程测试不同的房室间期：
    - 最短的房室间期
    - 约 75ms
    - 约 150ms
    - 测试上述数据间的不同数值
  - 调整房室间期的目标：A 峰清晰完整、无截断，二尖瓣反流最少
  - 然后调整心室间的收缩延迟时间，可以尝试如下设置
    - 左、右心室同时激动
    - 右心室激动比左心室提前（例如：30ms 或 50ms）
    - 左心室激动比右心室提前（例如：30ms 或 50ms）
  - 选择主动脉瓣下速度时间积分最高时的心室间收缩延迟时间

A1.4　左心室应变成像

应变可用组织多普勒或斑点追踪技术进行测量。它可以发现早期的左心室收缩功能不全，目前研究较多的是化疗或心脏瓣膜病的患者。应变参数可以检出心肌缺血所致的心肌收缩功能异常，甚至可以检出心绞痛缓解后肉眼不能发现的室壁运动异常。但因操作比较耗时，循证依据少，目前在临床尚未常规应用。部分应变参数的正常值范围见表 A1.2 和 A1.3。

表 A1.2　左心室心肌应变的正常参考值范围 [4]

	三维斑点追踪法	二维斑点追踪法
纵向应变（%）	−17.0 (5.5)	−19.9 (5.3)
环向应变（%）	−31.6 (8.0)	−27.8 (6.9)

表 A1.3　左心室各节段心肌纵向应变的正常参考值范围（二维斑点追踪测值）[5]

后间隔基底段	−13.7（4.0）	前壁基底段	−20.1（4.0）	前间隔基底段	−18.3（3.5）
后间隔中段	−18.7（3.0）	前壁中段	−18.8（3.4）	前间隔中段	−19.4（3.2）
后间隔心尖段	−22.3（4.8）	前壁心尖段	−19.4（5.4）	前间隔心尖段	−18.8（5.9）
侧壁心尖段	−19.2（5.4）	下壁心尖段	−22.5（4.5）	后壁心尖段	−17.7（6.0）
侧壁中段	−18.1（3.5）	下壁中段	−20.4（3.5）	后壁中段	−16.8（5.0）
侧壁基底段	−17.8（5.0）	下壁基底段	−17.1（3.9）	后壁基底段	−14.6（7.4）

注：表中数值单位为 %，格式为均数（标准差）。

参考文献

[1]　Lang RM, Bierig M, Devereux RB et al. Recommendations for chamber quantification. *Eur J Echocardiogr* 2006;7(2):79–108.

[2]　Takatsuji H, Mikami T, Urasawa K et al. A new approach for evaluation of left ventricular diastolic function: spatial and temporal analysis of left ventricular filling flow propagation by color M-mode Doppler echocardiography. *J Am Coll Cardiol* 1996;27(2):365–371.

[3]　Brignole M, Auricchio A, Baron-Esquivias G et al. 2013 ESC guidelines on cardiac pacing and cardiac resynchronisatin therapy. *Eur Heart J* 2013;34:2281–2329.

[4]　Saito K, Okura H, Watanabe N et al. Comprehensive evaluation of left ventricular strain using speckle tracking echocardiography in normal adults: comparison of three-dimensional and two-dimensional approaches. *J Am Soc Echocardiogr* 2009;22(9):1025–1030.

[5]　Marwick TH, Leano RL, Brown J et al. Myocardial strain measurement with 2-dimensional speckle-tracking echocardiography. *JACC Cardiovasc Imaging* 2009;2:80–84.

附录 2 重症监护

A2.1 体外膜肺氧合（ECMO）的合理应用

表 A2.1 ECMO 的合理应用 *

应避免使用 ECMO 的可逆性疾病
心脏压塞
可手术矫正的瓣膜病
VA-ECMO 的绝对禁忌证
重度主动脉瓣反流
未手术矫正的主动脉夹层
左心室心肌广泛瘢痕化
需要 VA-ECMO 而不是 VV-ECMO 的情况
左心室收缩功能重度下降
重度瓣膜疾病
VV-ECMO 的禁忌证
重度肺动脉高压（肺动脉平均压＞ 50mmHg）
使用外周插管而不是中心插管的情况
主动脉粥样硬化
房间隔缺损、较大的卵圆孔未闭、房间隔膨出瘤

注：*VV-ECMO，即静脉－静脉模式 ECMO，可为心功能稳定的患者提供呼吸支持；VA-ECMO，即静脉－动脉模式 ECMO，可为心功能衰竭的患者提供心脏和呼吸支持。

A2.2 ECMO 的监测

表 A2.2 ECMO 的超声心动图监测 [1]

确定插管的位置是否正确
插管应在下腔静脉口附近
若插管位于右心房中部，应适当回撤，使其远离房间隔和三尖瓣
错误的插管位置包括：插管穿过未闭的卵圆孔进入左心房；插入冠状静脉窦或右心室

续表

心脏的常规评估
左心室功能和右心室功能
二尖瓣反流
主动脉瓣的开放
心包积液

并发症的评估
插管移位
插管血栓形成
静脉或动脉梗阻
左心室血栓形成
心脏压塞
肺栓塞
再循环所致低氧血症

A2.3　ECMO 的撤机

表 A2.3　当流量减少到低于 1.5L/min 时，支持撤除 VA-ECMO 的超声心动图指征 [2, 3]

LVEF 大于 20% ~ 25%（大于 35% 更理想）
VTI $_{左室流出道}$ 大于等于 10cm
二尖瓣瓣环组织多普勒收缩期峰值速度大于等于 6cm/s
无左心室扩大
无心脏压塞

A2.4　心室辅助装置

表 A2.4　Impella 心室辅助装置的超声评估要点 * [4, 5]

植入前的超声评估
左心室大小和功能（舒张期容积小于 120ml 可能会影响效果）
右心室大小和功能
二尖瓣和三尖瓣反流的程度

续表

禁忌证
主动脉疾病（夹层、腹主动脉瘤或胸主动脉瘤等）
左心室心尖部血栓
严重的主动脉瓣狭窄或反流
左心室心腔狭小，例如肥厚型心肌病
房间隔缺损
重度右心室收缩功能下降（右心室面积变化分数小于 20% 可能并发右心衰）
严重的肺动脉高压（收缩压大于 50mmHg）

植入时的超声评估
正确的定位（在胸骨旁或心尖长轴切面评估）： • 入口位于主动脉瓣下 40 ~ 45mm • 入口指向左室心尖 • 导管没有向上弯曲或阻塞二尖瓣口或尖端卡在乳头肌间
确认五彩镶嵌的出口血流在 valsalva 窦上方
优化左心室的血流充盈： • 调整参数，使二尖瓣 E 峰速度和速度时间积分最大 • 室间隔向右偏移，提示泵流量过低 • 室间隔向左偏移，提示泵流量过高
确认房水平没有右向左分流

植入后的超声随访
确认装置的位置是否正常
确认五彩镶嵌的出口血流在 valsalva 窦上方
确认主动脉瓣和肺动脉瓣处于关闭状态
左心室和右心室收缩功能： • 左心衰时，超声指导下提高泵流量 • 右心衰时，超声引导下降低泵流量
左心室血流充盈情况（通过二尖瓣 E 峰评估）
肺动脉压力
二尖瓣反流的程度
是否存在心包积液
排除左心室血栓

注：*此装置从左心室抽吸血液并泵入升主动脉。

A2.5　主动脉内球囊反搏

表 A2.5　主动脉内球囊反搏的超声评估要点

禁忌证
轻度以上的主动脉瓣反流
主动脉疾病（重度动脉粥样硬化、夹层、腹主动脉瘤等）
监测
气囊的定位是否正确（气囊头端位于主动脉弓和降主动脉交界处）
有无主动脉瓣反流
加强反搏时主动脉瓣下速度时间积分增加
球囊有无漏气（漏气时主动脉内可见气泡）
有无心包积液

参考文献

[1]　Platts DG, Sedgwick JF, Burstow DJ et al. The role of echocardiography in the management of patients supported by extracorporeal membrane oxygenation. *J Am Soc Echocardiogr* 2012;25:131–141.

[2]　Aissaoui N, Luyt CE, Leprince P et al. Predictors of successful extracorporeal membrane oxygenation (ECMO) weaning after assistance for refractory cardiogenic shock. *Intensive Care Med* 2011;37:1738–1745.

[3]　Cavarocchi NC, Pitcher HT, Yang Q et al. Weaning of extracorporeal membrane oxygenation using continuous hemodynamic transesophageal echocardiography. *J Thorac Cardiovasc Surg* 2013;146:1474–1479.

[4]　Mehrotra AK, Shah D, Sugeng L, Jolly N. Echocardiography for percutaneous heart pumps. *JACC Cardiovasc Imaging* 2009;2:1332–1333

[5]　Catena E, Milazzo F, Merli M et al. Echocardiographic evaluation of patients receiving a new left ventricular assist device: the Impella recover 100. *Eur J Echocardiogr* 2004;5:430–437.

附录 3　瓣膜疾病

A3.1　二尖瓣和三尖瓣瓣环内径

表 A3.1　收缩期二尖瓣和三尖瓣瓣环内径的正常参考值范围（mm）[1]

	男性	女性	体表面积校正后	
	男性	女性	男性	女性
二尖瓣				
胸骨旁长轴切面	25 ~ 41	23 ~ 34	13 ~ 21	13 ~ 19
四腔心切面	25 ~ 38	23 ~ 33	13 ~ 19	13 ~ 19
三尖瓣				
四腔心切面	23 ~ 34	20 ~ 34	12 ~ 17	11 ~ 19

A3.2　Wilkins 评分

表 A3.2　Wilkins 评分[2]

形态	得分*
活动度	
瓣叶活动度佳，仅瓣尖活动受限	1
瓣叶基底部和中部活动正常	2
瓣叶在舒张期向前运动，但以基底部为主	3
瓣叶在舒张期不动或仅轻微向前运动	4
瓣叶增厚	
厚度接近正常	1
瓣叶增厚，以瓣尖显著	2
整个瓣叶增厚（厚度为 5 ~ 8mm）	3
整个瓣叶严重增厚（厚度＞8mm）	4
瓣下结构增粗	
仅累及瓣下部分腱索	1
累及近端 1/3 腱索	2
累及远端 1/3 腱索	3
腱索结构广泛增厚、挛缩	4

续表

形态	得分[*]
钙化	
强回声局限在单个区域	1
瓣叶边缘散在的强回声	2
强回声从瓣叶边缘延伸至中段	3
整个瓣叶广泛的回声增强	4

注:[*]总分 ≤ 8 时适宜行球囊扩张术。此评分系统尚未经大样本研究验证,也未纳入某些重要指标 (见表 8.3, 第 77 页)。

A3.3　感染性心内膜炎的杜克诊断标准

表 A3.3　感染性心内膜炎的杜克诊断标准 [3]

主要标准(微生物)	主要标准(超声心动图)	次要标准
1. 两次不同时间的血培养检出同一典型的致病微生物,例如,口腔链球菌属、牛链球菌、HACEK 细菌群、金黄色葡萄球菌或社区获得性肠球菌(在没有原发灶时) 或者 2. 多次血培养检出同一致病微生物:两次至少间隔 12 小时以上的血培养阳性,或所有 3 次血培养均为阳性;或 4 次及 4 次以上血培养中大部分为阳性(第一个和最后一个样本之间至少相隔 1 小时) 或者 3. 立克次体一次血培养阳性或第一相 IgG 抗体滴度大于 1:800	1. 赘生物 或者 2. 脓肿 或者 3. 人工瓣瓣环撕脱 或者 4. 瓣叶穿孔 或者 5. 瘘管形成	1. 有心脏易感因素,或静脉药瘾者 2. 发热超过 38℃ 3. 血管征象: 　• 栓塞 　• 脓毒性肺栓塞 　• 颅内出血 　• 霉菌性动脉瘤 4. 免疫征象: 　• 肾小球肾炎 　• 类风湿因子阳性 　• Roth 斑,等 5. 血培养阳性但不符合主要标准

注:确诊感染性心内膜炎需要满足 2 条主要标准,或 1 条主要标准和 3 条次要标准,或 5 条次要标准;可能的感染性心内膜炎需要满足 1 条主要标准或 3 条次要标准。

A3.4 自体瓣膜疾病超声心动图复查的频率

表 A3.4 自体瓣膜疾病超声心动图复查的频率 [4-6]

主动脉瓣疾病	
轻度主动脉瓣狭窄伴少许钙化	2 ～ 3 年
二叶主动脉瓣（不伴狭窄或明显反流时）	2 ～ 3 年
中度主动脉瓣狭窄	1 年
中度主动脉瓣狭窄（＞ 3.5m/s）伴严重钙化	6 个月
重度主动脉瓣狭窄	6 个月
轻度主动脉瓣反流	3 年
中度主动脉瓣反流	2 年
重度主动脉瓣反流	6 个月后进行复查，以评估其进展。如果左心室舒张末期前后径接近 70mm 或收缩末期前后径接近 50mm 时，每 6 个月复查一次，否则每 12 个月复查一次
原发性二尖瓣疾病	
轻度二尖瓣反流（二尖瓣结构正常）	通常不需要复查
轻度二尖瓣反流（二尖瓣脱垂）	2 ～ 3 年
中度二尖瓣反流	2 年
重度二尖瓣反流（接近手术指征或无既往结果做对比时）	6 个月或更少
重度二尖瓣反流（左心室收缩功能正常时）	1 年
右心瓣膜疾病	
轻度肺动脉瓣狭窄（V_{max} ＜ 3m/s）	5 年
中度肺动脉瓣狭窄	2 年

A3.5 人工心脏瓣膜的正常参考值范围：均数（标准差）

见表 A3.5 ～ A3.7[4, 7, 8]。

- 关于人工心脏瓣膜多普勒参数正常参考值范围的研究极少。

- 可用改良伯努利方程及连续性方程计算，也可用两者的简化公式计算。所得数值会有一些差异。

- 压力减半时间并不能估测人工二尖瓣的瓣口面积，故表格中未列出这一参数。

- 设计类似的人工心脏瓣膜，其多普勒参数的正常参考值范围也大致相同。为简单起见，同类的瓣膜我们仅提供其中一种的参考值。
- 由于人工瓣规格不同，可能某些尺寸的人工瓣在本文中找不到对应的正常参考值。此时应注意与既往结果对比。对无既往结果对比的单一异常测值应谨慎解读。另外，结合临床信息也有助于判断测值是否为异常。

表 A3.5　主动脉瓣位人工生物瓣

	V_{max}（m/s）	峰值压差（mmHg）	平均压差（mmHg）	有效瓣口面积（cm^2）
有支架的猪主动脉瓣：以 Carpentier-Edwards standard 为例（Carpentier-Edwards Supra-annular、Intact、Hancock Ⅰ和Ⅱ、Mosaic、Biocor、Epic 等与之类似）				
19 mm		43.5（12.7）	25.6（8.0）	0.9（0.2）
21 mm	2.8（0.5）	27.2（7.6）	17.3（6.2）	1.5（0.3）
23 mm	2.8（0.7）	28.9（7.5）	16.1（6.2）	1.7（0.5）
25 mm	2.6（0.6）	24.0（7.1）	12.9（4.6）	1.9（0.5）
27 mm	2.5（0.5）	22.1（8.2）	12.1（5.5）	2.3（0.6）
29 mm	2.4（0.4）		9.9（2.9）	2.8（0.5）
有支架的牛心包瓣：以 Baxter Perimount 为例（Mitroflow、Edwards Pericardial、Labcor-Santiago、Mitroflow 等与之类似）				
19 mm	2.8（0.1）	32.5（8.5）	19.5（5.5）	1.3（0.2）
21 mm	2.6（0.4）	24.9（7.7）	13.8（4.0）	1.3（0.3）
23 mm	2.3（0.5）	19.9（7.4）	11.5（3.9）	1.6（0.3）
25 mm	2.0（0.3）	16.5（7.8）	10.7（3.8）	1.6（0.4）
27 mm		12.8（5.4）	4.8（2.2）	2.0（0.4）
同种移植瓣				
22 mm	1.7（0.3）		5.8（3.2）	2.0（0.6）
26 mm	1.4（0.6）		6.8（2.9）	2.4（0.7）
无支架瓣 以 St Jude Toronto 为例（Prima 与之类似）				
21 mm		22.6（14.5）	10.7（7.2）	1.3（0.6）
23 mm		16.2（9.0）	8.2（4.7）	1.6（0.6）

	V_{max}（m/s）	峰值压差（mmHg）	平均压差（mmHg）	有效瓣口面积（cm²）
25 mm		12.7（8.2）	6.3（4.1）	1.8（0.5）
27 mm		10.1（5.8）	5.0（2.9）	2.0（0.3）
29 mm		7.7（4.4）	4.1（2.4）	2.4（0.6）
以 Cryolife-O'Brien 为例（Freestyle 与之类似）				
19 mm			9.0（2.0）	1.5（0.3）
21 mm			6.6（2.9）	1.7（0.4）
23 mm			6.0（2.3）	2.3（0.2）
25 mm			6.1（2.6）	2.6（0.2）
27 mm			4.0（2.4）	2.8（0.3）

注：V_{max}—峰值流速。

表 A3.6　主动脉瓣位人工机械瓣

	V_{max}（m/s）	峰值压差（mmHg）	平均压差（mmHg）	有效瓣口面积（cm²）
单叶侧倾碟瓣：以 Medtronic-Hall 为例（Björk-Shiley Monostrut、CC、Omnicarbon 及 Omniscience 等与之类似）				
20 mm	2.9（0.4）	34.4（13.1）	17.1（5.3）	1.2（0.5）
21 mm	2.4（0.4）	26.9（10.5）	14.1（5.9）	1.1（0.2）
23 mm	2.4（0.6）	26.9（8.9）	13.5（4.8）	1.4（0.4）
25 mm	2.3（0.5）	17.1（7.0）	9.5（4.3）	1.5（0.5）
27 mm	2.1（0.5）	18.9（9.7）	8.7（5.6）	1.9（0.2）
双叶机械瓣				
环内瓣：以 St Jude standard 为例（Carbomedics Standard、Edwards Mira、ATS、Sorin Bicarbon 等与之类似）				
19 mm	2.9（0.5）	35.2（11.2）	19.0（6.3）	1.0（0.2）
21 mm	2.6（0.5）	28.3（10.0）	15.8（5.7）	1.3（0.3）
23 mm	2.6（0.4）	25.3（7.9）	13.8（5.3）	1.6（0.4）
25 mm	2.4（0.5）	22.6（7.7）	12.7（5.1）	1.9（0.5）
27 mm	2.2（0.4）	19.9（7.6）	11.2（4.8）	2.4（0.6）
29 mm	2.0（0.1）	17.7（6.4）	9.9（2.9）	2.8（0.6）

	V_{max}（m/s）	峰值压差（mmHg）	平均压差（mmHg）	有效瓣口面积（cm²）
缝合环改良的环内瓣或部分环上瓣：以 MCRI On-X 为例（St Jude Regent、St Jude HP、Carmedics Reduced Cuff、Medtronic Advantage 等与之类似）				
19 mm		21.3（10.8）	11.8（3.4）	1.5（0.2）
21 mm		16.4（5.9）	9.9（3.6）	1.7（0.4）
23 mm		15.9（6.4）	8.6（3.4）	1.9（0.6）
25 mm		16.5（10.2）	6.9（4.3）	2.4（0.6）
环上瓣：Carbomedics TopHat				
21 mm	2.6（0.4）	30.2（10.9）	14.9（5.4）	1.2（0.3）
23 mm	2.4（0.6）	24.2（7.6）	12.5（5.5）	1.4（0.4）
25 mm			9.5（2.9）	1.6（0.3）
笼球瓣：Starr-Edwards				
23 mm	3.4（0.6）	32.6（12.8）	22.0（9.0）	1.1（0.2）
24 mm	3.6（0.5）	34.1（10.3）	22.1（7.5）	1.1（0.3）
26 mm	3.0（0.2）	31.8（9.0）	19.7（6.1）	
27 mm		30.8（6.3）	18.5（3.7）	
29 mm		29.3（9.3）	16.3（5.5）	

注：V_{max}—峰值流速。

表 A3.7　二尖瓣位人工瓣

	V_{max}（m/s）	平均压差（mmHg）
有支架的猪主动脉瓣：以 Carpentier-Edwards 为例（Intact、Hancock 等与之类似）		
27 mm		6.0（2.0）
29 mm	1.5（0.3）	4.7（2.0）
31 mm	1.5（0.3）	4.5（2.0）
33 mm	1.4（0.2）	5.4（4.0）
有支架的牛心包瓣：以 Ionescu-Shiley 为例（Labcor-Santiago、Hancock pericardial、Carpentier-Edwards Pericardial 等与之类似）		
25 mm	1.4（0.2）	4.9（1.1）
27 mm	1.3（0.2）	3.2（0.8）

续表

	V_{max}（m/s）	平均压差（mmHg）
29 mm	1.4（0.2）	3.2（0.6）
31 mm	1.3（0.1）	2.7（0.4）
单叶侧倾碟瓣：以 Björk-Shiley Monostrut 为例（Omnicarbon 与之类似）		
25 mm	1.8（0.3）	5.6（2.3）
27 mm	1.7（0.4）	4.5（2.2）
29 mm	1.6（0.3）	4.3（1.6）
31 mm	1.7（0.3）	4.9（1.6）
33 mm	1.3（0.3）	
双叶机械瓣：以 Carbomedics 为例（St Jude 与之类似）		
25 mm	1.6（0.2）	4.3（0.7）
27 mm	1.6（0.3）	3.7（1.5）
29 mm	1.8（0.3）	3.7（1.3）
31 mm	1.6（0.4）	3.3（1.1）
33 mm	1.4（0.3）	3.4（1.5）
笼球瓣：Starr-Edwards		
28 mm	1.8（0.2）	7.0（2.8）
30 mm	1.8（0.2）	7.0（2.5）
32 mm	1.9（0.4）	5.1（2.5）

注：V_{max}—峰值流速。

参考文献

[1] Dwivedi G, Mahadevan G, Jimenez D, Frenneaux M, Steeds R. Reference values for mitral and tricuspid annular dimensions using two-dimensional echocardiography. *Echo Research and Practice* published September 1, 2014, doi:10.1530/ERP-14-0062.

[2] Wilkins GT, Weyman AE, Abascal VM, Block PC, Palacios IF. Percutaneous balloon dilatation of the mitral valve: an analysis of echocardiographic variables related to outcome and the mechanism of dilatation. *Br Heart J* 1988;60:299–308.

[3] Li JS, Sexton DJ, Mick N et al. Proposed modifications to the Duke criteria for the diagnosis of infective endocarditis. *Clin Infect Dis* 2000;30:633–638.

[4]　Zoghbi WA, Chambers JB, Dumesnil JG et al. American Society of Echocardiography recommendations for evaluation of prosthetic valves with two-dimensional and Doppler echocardiography. *J Am Soc Echo*cardiogr 2009;22:975–1014.

[5]　Lancellotti P, Tribouilloy C, Hagendorff A et al. European Association of Echocardiography recommendations for the assessment of valvular regurgitation. Part 2: mitral and tricuspid regurgitation (native valve disease). *Eur J Echocardiogr* 2010;11:307–332.

[6]　Vahanian A, Alfieri O, Andreotti F et al. Guidelines on the management of valvular heart disease (version 2012). *Eur Heart J* 2012;33:2451–2496.

[7]　Rajani R, Mukherjee D, Chambers J. Doppler echocardiography in normally functioning replacement aortic valves: a review of 129 studies. *J Heart Valve Dis.* 2007;16(5):519–535.

[8]　Rosenhek R, Binder T, Maurer G, Baumgartner H. Normal values for Doppler echocardiographic assessment of heart valve prostheses. *J Am Soc Echocardiogr* 2003;16(11):1116–1127.

附录4 公式总结

A4.1 伯努利方程

此公式计算狭窄口两端的压力阶差。改良的伯努利方程有以下两种形式：

$$简化的改良伯努利方程：\Delta P = 4V_2^2$$

$$改良伯努利方程：\Delta P = 4(V_2^2 - V_1^2)$$

ΔP 是跨瓣压差，V_1 是瓣下流速，V_2 是跨瓣流速。

当瓣下流速远小于跨瓣流速时可使用简化方程。例如，可用于二尖瓣狭窄、中度或重度主动脉瓣狭窄（$V_2 > 3.0$m/s）时，但不能用于轻度的主动脉瓣狭窄或正常的人工心脏瓣膜。

A4.2 连续性方程

连续性方程有以下两种形式：

$$经典的连续性方程：EOA = CSA \times VTI_{主动脉瓣下}/VTI_{主动脉瓣}$$

$$改良的连续性方程：EOA = CSA \times V_{主动脉瓣下}/V_{主动脉瓣}$$

EOA 是主动脉瓣的有效瓣口面积，CSA 是左室流出道横截面积。主动脉瓣显著狭窄时才能使用改良方程。

A4.3 压力减半时间

通过压力减半时间计算二尖瓣口面积的公式是：

$$MOA = 220/T_{1/2}$$

MOA 是二尖瓣口面积（单位是 cm^2），$T_{1/2}$ 是压力减半时间，单位是 ms。该公式只适用于中度或重度二尖瓣狭窄，不能用于计算轻度二尖瓣狭窄及人工二尖瓣的瓣口面积。

A4.4 每搏输出量和心输出量

$$SV(ml) = CSA \times VTI_{主动脉瓣下}$$

SV 是每搏输出量，CSA 是左室流出道横截面积（单位是 cm^2），VTI$_{主动脉瓣下}$是主动脉瓣下速度时间积分（单位是 cm）。

$$心输出量 = SV \times 心率$$

A4.5 血流量

$$血流量 (ml/s) = CSA \times VTI_{主动脉瓣下} \times 1000/SET$$

CSA 是左室流出道横截面积（单位是 cm^2），VTI$_{主动脉瓣下}$是主动脉瓣下速度时间积分（单位是 cm），SET 是收缩期射血时间（人工瓣主动脉瓣从开放到关闭的时间，单位是 ms）。

A4.6　体循环阻力

$$体循环阻力 = (平均动脉压 \times 80) / 心输出量$$

体循环阻力的单位是 dyne.sec/cm^5，平均动脉压的单位是 mmHg，心输出量的单位是 L/min。体循环阻力的正常值是 800 ～ 1200 dyne.sec/cm^5。

A4.7　利用二尖瓣反流和射血距离估测体循环阻力 [1]

可用如下公式简略判断体循环阻力的高低：二尖瓣反流 V_{max}/ VTI$_{主动脉瓣下}$

比值大于 0.27 提示阻力升高，小于 0.2 提示阻力正常。

A4.8　分流量的计算

表 A4.1　容量负荷增加的心腔以及流量测量的部位

		流量测量的位置	
	容量负荷增加的心腔	分流下游	分流上游
房间隔缺损	右心室	肺动脉瓣	左室流出道
室间隔缺损	左心室	肺动脉瓣	左室流出道
动脉导管未闭	左心室	左室流出道	肺动脉瓣

- 在主动脉瓣口处计算左心室每搏输出量的方法见上文（即 A4.4 内方程）。在肺动脉瓣口计算右心室每搏输出量，需测量的数据包括肺动脉瓣环内径以及瓣环水平的速度时间积分。
- 如果瓣环显示不清，可以计算通过肺动脉的搏出量（需测量肺动脉内径以及相应的速度时间积分）。
- 分流下游和分流上游每搏输出量（表 A4.1）的比值可以反映分流量的大小。

参考文献

[1]　Abbas AE, Fortuin FD, Patel B, Moreno CA, Schiller NB, Lester SJ. Noninvasive measurement of systemic vascular resistance using Doppler echocardiography. *J Am Soc Echocardiogr* 2004; 17(8):834–838.

附录5 图表

- 不同体表面积时主动脉内径的正常值范围（图 A5.1）
- 身高较高个体主动脉窦管交界内径的正常值范围（图 A5.2）
- 不同年龄段的主动脉内径正常值（图 A5.3）
- 体表面积计算图（图 A5.4）

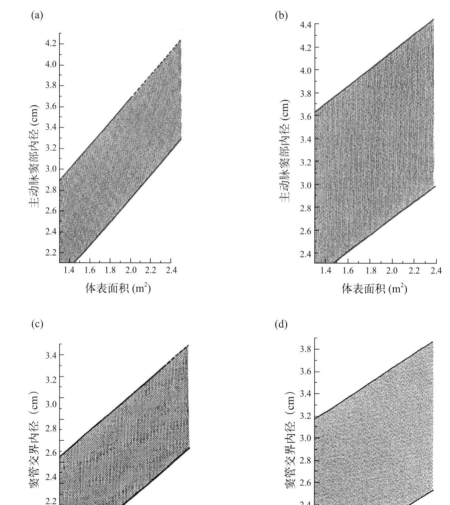

图 A5.1　不同体表面积时主动脉内径的正常值范围

主动脉窦部内径的 95% 置信区间：(a) 小于 40 岁的成年人，(b) 大于等于 40 岁的成年人。主动脉窦管交界内径的 95% 置信区间：(c) 小于 40 岁的成年人，(d) 大于等于 40 岁的成年人（引自 Roman et al.1989[1].)

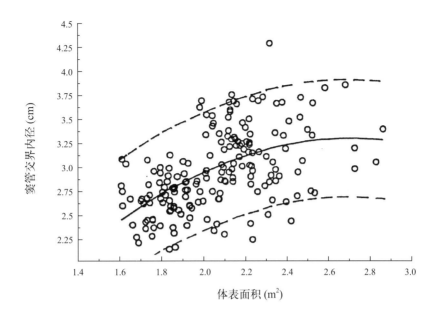

图 A5.2　身高较高个体的主动脉窦管交界内径的正常值范围

为 M 型超声测值。目前推荐二维法而非 M 型法测量，故本图表数值仅供参考（引自 Reed et al.1993[2].）

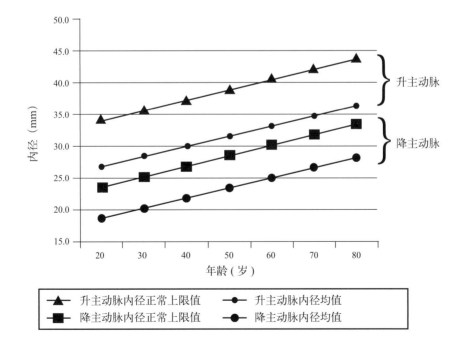

图 A5.3　不同年龄段升主动脉和降主动脉内径的均值及正常上限值

（引自 Hannuksela et al.2006[3].）

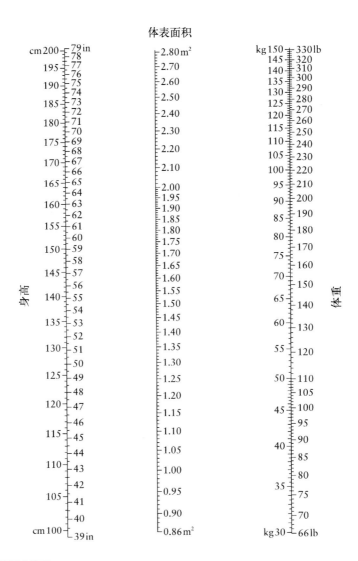

体表面积

图 A5.4　体表面积计算图

身高和体重的列线位于两侧，身高与体重的连线与中间列线的交点即为体表面积

参考文献

[1]　Roman MJ, Devereux RB, Kramer-Fox R, O'Loughlin J. Two-dimensional echocardiographic aortic root dimensions in normal children and adults. *Am J Cardiol* 1989;64(8):507–512.

[2]　Reed CM, Rickey PA, Pullian DA, Somes GW. Aortic dimensions in tall men and women. *Am J Cardiol* 1993;71:608–610.

[3]　Hannuksela M, Lundqvist S, Carlberg B. Thoracic aorta: dilated or not? *Scan Cardiovasc J* 2006;40:175–178.

（侯乐正　谢　秋　译　　钟新波　校）

译者注

译者注 1 ："帐篷"原文为 tenting，指因受腱索及乳头肌牵拉，二尖瓣瓣叶在收缩期未能返回正常位置，在超声切面上二尖瓣瓣叶似支起的帐篷。另 tenting 也有"隆起"等译法。

译者注 2 ：围生期心肌病的发病时期并不统一，目前有多种定义。本书中"妊娠最后 1 个月至产后 5 个月内"为其中之一，也有"妊娠 6 个月后至产后 5 个月内"或"妊娠末期至产后数个月内"等定义。

译者注 3 ：肥厚型心肌病心肌肥厚主要累及左心室，约 20% 可同时累及右心室，累及右心室者多以右心室壁中段心尖段心肌肥厚为主。

译者注 4 ：心肌致密化不全有多种诊断标准（目前缺乏"金标准"），其中有些诊断标准要求肌小梁达到一定的数量。

译者注 5 ：2015 年 ASE 关于心腔定量的指南中，在心尖四腔心切面需测量的右心室腔 3 个径线为：基底径（RVD1）：右心室上 1/3 的最大横径；中段径（RVD2）：右心室中 1/3 的横径，其位置大约位于基底径与心尖中间；上下径（RVD3）：三尖瓣瓣环至右心室心尖的距离。这与本书中的测量方法有所不同，正常参考值范围也有所不同。

译者注 6 ：TOE 为英式英语，在我国习惯用美式英语 TEE，因此后文统一使用TEE。

译者注 7 ：风湿性二尖瓣病变的患者约 15% 可有风湿性三尖瓣改变，其中约 5% 有临床意义。风湿性瓣膜病时的三尖瓣反流多继发于肺动脉高压、心房颤动等，作者所说的"很常见"可能指继发性改变。

译者注 8 ：松软二尖瓣，原文为 floppy mitral valve，在某种程度上可以与二尖瓣退行性病变、二尖瓣脱垂等换用。

译者注 9 ：本病例二尖瓣前、后叶均有病变，收缩期均脱垂向左房侧，以前瓣明显，反流束方向符合前瓣脱垂。

译者注 10：另一诊断标准为：三尖瓣下移幅度大于 $8mm/m^2$。可参见第 150 页。

译者注 11：可参考译者注 8。

译者注 12：2015 年 ASE 心腔定量指南对超声心动图测量主动脉内径的方法又做了修改，重新采用之前一直沿用的前缘－前缘法。

译者注 13：心尖肥厚型心肌病本身通常较少导致左心房扩大，一般很少导致右心房扩大。此处原文或有误。

译者注 14：若左心室存在明显的舒张功能下降，关闭房间隔缺损可能导致血流动力学的不稳定。

译者注 15：陈旧血栓的回声强于心肌，新鲜血栓的回声可低于或等于心肌。

译者注 16：在欧美国家，超声心动图检查有两种模式：一种为由经过全面培训的超声心动图技师及临床医师完成，需对心脏进行全面的评估，对所留取的切面及测量的数据有最最基本的要求，此即完整的（comprehensive 或 standard）超声心动图检查；另一种为由未经全面培训、具备初步超声心动图检查技能的临床医师在床边完成，所用设备常为便携超声仪（其性能及功能均有所欠缺），检查的目的为在临床体格检查的基础上进一步评估危急重症，以制定合适的治疗策略，此即专项（focused）心脏超声检查。专项心脏超声检查一般针对临床急症的需求完成少数结构的评估即可，超声检查的医师通常也没有进行完整超声心动图检查的资质。另外，专项心脏超声检查所用便携超声仪在早期可能只有二维检查的功能，随着便携超声仪的性能及功能逐步提升，完整超声心动图检查与专项心脏超声检查在设备层面的区别已经逐渐缩小。Focused，也可译为聚焦、针对性等。

译者注 17：原文为：continuous wave in pulmonary artery，可能指主－肺动脉窗、冠状动脉－肺动脉瘘等疾病。